Arpit Sikri

Osteogénese de distração

Arpit Sikri

Osteogénese de distração

ScienciaScripts

Imprint

Any brand names and product names mentioned in this book are subject to trademark, brand or patent protection and are trademarks or registered trademarks of their respective holders. The use of brand names, product names, common names, trade names, product descriptions etc. even without a particular marking in this work is in no way to be construed to mean that such names may be regarded as unrestricted in respect of trademark and brand protection legislation and could thus be used by anyone.

Cover image: www.ingimage.com

This book is a translation from the original published under ISBN 978-620-2-06611-2.

Publisher:
Sciencia Scripts
is a trademark of
Dodo Books Indian Ocean Ltd. and OmniScriptum S.R.L publishing group

120 High Road, East Finchley, London, N2 9ED, United Kingdom
Str. Armeneasca 28/1, office 1, Chisinau MD-2012, Republic of Moldova, Europe
Printed at: see last page
ISBN: 978-620-7-87647-1

Copyright © Arpit Sikri
Copyright © 2024 Dodo Books Indian Ocean Ltd. and OmniScriptum S.R.L publishing group

ÍNDICE

DEDICADO

TO

A MINHA FAMÍLIA

RECONHECIMENTO

Curvo-me perante o Todo-Poderoso, com reverência, humildade e gratidão pelas inúmeras e graciosas bênçãos que me foram concedidas e que me deram a inspiração e o entusiasmo para percorrer o caminho da vida.

Considero ser o meu maior privilégio e honra dever a minha imensa gratidão e respeito ao meu estimado e venerado professor e guia **Dr. Akshey Sharma,** Professor e Diretor do Departamento de Prostodontia Oro-Maxilo-Facial, Coroa e Ponte e Implantologia Oral, Dasmesh Institute of Research and Dental Sciences, Faridkot, pela sua orientação inestimável e encorajamento inabalável ao longo deste estudo. A sua sabedoria, conhecimento e compromisso com os mais elevados padrões inspiraram-me e motivaram-me ao longo do meu curso de pós-graduação.

É com orgulho que tenho o privilégio de reconhecer, com um profundo sentido de gratidão e devoção, o grande interesse pessoal e a inestimável orientação que me foi prestada pelo meu estimado e venerado co-orientador, **Dr. Pradeep Bansal,** Professor, Departamento de Prótese Oro-Maxilo-Facial, Coroa e Ponte e Implantologia Oral, Dasmesh Institute of Research and Dental Sciences, Faridkot, pela sua imensa ajuda e orientação durante o estudo. Sem a sua visão notável e orientação meticulosa no planeamento, trabalho e avaliação crítica do trabalho, este meu esforço não teria sido frutífero.

Um agradecimento muito especial ao **Dr. Poonam Bali,** Leitor, Departamento de Prostodontia Oro-Maxilo-Facial, Coroa e Ponte e Implantologia Oral, Dasmesh Institute of Research and Dental Sciences, Faridkot, pela sua orientação inestimável, apoio e encorajamento constantes, disponibilidade para prestar uma ajuda generosa, atenção meticulosa aos detalhes e participação ativa nesta dissertação.

Estou imensamente grato ao **Dr. Rajnish Bansal,** leitor do Departamento de Prostodontia Oro-Maxilo-Facial, Coroa e Ponte e Implantologia Oral, Dasmesh Institute of Research and Dental Sciences, Faridkot, pela sua orientação inestimável e pela sua atitude sempre útil e encorajadora.

Estou imensamente grato ao **Dr. Gagandeep Chahal**, Professor Sénior, Departamento de Prostodontia Oro-Maxilo-Facial, Coroa e Ponte e Implantologia Oral, Dasmesh Institute of Research and Dental Sciences, Faridkot, pela sua orientação inestimável, pela sua atitude sempre útil e encorajadora.

Expresso a minha sincera gratidão à **Dr.ª Rajnanda Khuller**, Professora Sénior, Departamento de Prótese Oro-Maxilo-Facial, Coroa e Ponte e Implantologia Oral, Dasmesh Institute of Research and Dental Sciences, Faridkot, pelo seu constante feedback positivo, apreciação e ajuda persistente.

É com imenso prazer que tenho a oportunidade de expressar a minha sincera gratidão ao meu respeitado Diretor **Dr. S.P.S Sodhi,** Dasmesh Institute of Research and Dental Sciences, Faridkot, pela permissão e orientação durante a realização deste projeto.

As palavras da literatura não são suficientes para agradecer aos meus venerados pais, **Dr. Vimal K Sikri e Dr. Poonam Sikri,** pelo seu amor e carinho eternos. As suas bênçãos iluminaram sempre o meu caminho durante todas as etapas da minha vida. Quero agradecer ao meu irmão mais velho, **Dr. Ankit Sikri**, e à bhabhi, Dra. **Annupriya Sikri,** o amor, o encorajamento, a alegria e a gentileza que me deram e que tornaram o meu trabalho muito mais leve.

É com grande prazer que agradeço aos meus colegas **Dr. Aditi Ghai**, **Dr. Vikram, Dr. Rahul, Dr. Jitender e Dr. Amul** o seu apoio constante e a sua disponibilidade permanente para levar a cabo este projeto com êxito.

Por último, mas não menos importante, estou também grato aos meus amigos mais jovens, **Dr. Manpreet, Dr. Asmita e Dr. Shabnam,** pela sua ajuda na realização bem sucedida desta dissertação.

Este estudo exigiu um esforço conjunto de muitas mentes para a sua conclusão bem sucedida. Assim, aproveito esta oportunidade para agradecer as contribuições de todos aqueles cujos nomes me escaparam, mas que ajudaram a tornar esta dissertação viável.

Obrigado a todos

Dr. Arpit Sikri

Osteogénese de distração

INTRODUÇÃO

A osteogénese de distração é o processo de formação de novo osso entre as superfícies de segmentos ósseos gradualmente separados por tração mecânica. Especificamente, este processo é iniciado quando a tração incremental é aplicada ao calo reparador que une os segmentos ósseos divididos e continua enquanto o tecido for esticado. Esta técnica foi iniciada na década de 1950 por **Gavril Illizarov,** um cirurgião ortopédico russo que começou a utilizar técnicas que combinavam compressão, tensão e depois compressão óssea repetida para aquecer ossos longos fracturados com defeitos segmentares.

Illizarov, com base na sua investigação sobre ossos longos caninos e humanos, apresentou a "Lei da tensão-esforço", segundo a qual a tração gradual dos tecidos vivos criava tensões que estimulavam e mantinham a regeneração e o crescimento ativo de determinadas estruturas tecidulares. Concluiu que a formação de osso poderia ser iniciada pelo efeito piezoelétrico da tensão.

Além disso, as forças de distração aplicadas ao osso também criam tensões nos tecidos moles circundantes, levando a uma histogénese ativa em diferentes tecidos como a pele, a fáscia, os vasos sanguíneos, os nervos, os músculos, os ligamentos, a cartilagem e o periósteo.

Este procedimento, conhecido como histogénese de distração, acompanha geralmente a osteogénese de distração.

Posteriormente, este método também foi aplicado com sucesso para alongar extremidades encurtadas. Tornou-se uma modalidade de tratamento popular para corrigir discrepâncias de comprimento dos membros, deformidades esqueléticas e defeitos ósseos graves.

A utilização bem sucedida desta técnica em ossos endocondrais levou à sua aplicação nos ossos membranosos da região craniofacial na década de 1970. Embora inicialmente utilizada na mandíbula, nos últimos anos a maxila, toda a face média, as órbitas e os ossos cranianos têm sido distraídos com sucesso.

A osteogénese de distração está de facto a ganhar aceitação generalizada como uma alternativa popular à cirurgia ortognática no tratamento de várias anomalias craniofaciais.

A técnica mais comum na osteogénese de distração é o alongamento mecânico do tecido ósseo reparador por um dispositivo de distração através de um local de osteotomia ou corticotomia.

Outra modalidade de osteogénese de distração é através de uma sutura, em que é gerado novo osso na sutura distraída.

Revisão da literatura

O exemplo mais popular é a expansão rápida do palato, em que o palato duro é distraído transversalmente através da sutura palatina média. As suturas mediofaciais também foram distraídas com sucesso em animais em crescimento.

A investigação atual centra-se também na possibilidade de aplicar esta técnica para conseguir uma rápida movimentação ortodôntica dos dentes.

DEFINIÇÃO :

A osteogénese de distração é um processo biológico de formação de osso novo entre segmentos ósseos que são gradualmente separados por tração incremental. Este processo começa quando é aplicada uma força de distração à cicatrização; o calo que une os segmentos ósseos divididos e continua enquanto o tecido for esticado. É importante notar que uma força de distração aplicada ao osso também cria tensão nos tecidos moles circundantes, iniciando uma sequência de alterações adaptativas denominada *histogénese de distração*.

ORIGENS E EVOLUÇÃO

REVISÃO HISTÓRICA

A evolução da osteogénese de distração envolve uma história de desenvolvimento e aperfeiçoamento das técnicas de tração esquelética, de fixação de segmentos ósseos e de osteotomia

Os princípios da manipulação mecânica de fragmentos ósseos são praticados na medicina desde a antiguidade. Hipócrates, há mais de 2000 anos, descreveu a aplicação de forças de tração em ossos partidos.

Fauchard, 1728, descreveu a utilização da arcada de expansão. Quando a placa metálica de formato ideal foi ligada à dentição apinhada, os dentes foram alargados para uma forma normal. No entanto, esta forma de tração limitava-se apenas ao movimento dos dentes e tinha pouco efeito na forma do osso.

J.R. Barton, em 1826, foi o primeiro a efetuar uma divisão cirúrgica do osso, ou osteotomia. Através de uma incisão lateral curta com uma pequena serra, dividiu o fémur anquilosado ao nível do trocânter menor para produzir uma pseudo-artrose

Wescott, 1859, relatou pela primeira vez a colocação de forças mecânicas no maxilar. Utilizou duas palmas duplas separadas por uma barra telescópica para corrigir uma mordida cruzada numa rapariga de 15 anos. No entanto, todo o procedimento foi lento e tedioso e durou vários meses.

Angel, 1860, conseguiu pela primeira vez uma expansão rápida do palato em 2 semanas através da separação dos ossos maxilares na sutura palatina média, utilizando um parafuso de rosca diferencial ligado aos pré-molares.

Joseph Malgaigne construiu, em meados do século XIX, um aparelho para a fixação externa das fracturas transversas deslocadas da patela. Este foi o primeiro dispositivo fixado diretamente ao osso, permitindo assim a transmissão direta de uma força mecânica ao esqueleto. A partir daí, registou-se uma evolução considerável da fixação externa do esqueleto.

Goddard, 1983 padronizou o protocolo de expansão palatina, proporcionando um período de estabilização após a ativação para permitir a deposição de material ósseo no espaço criado.

No século XX, **Alessandro Codivilla** realizou pela primeira vez um alongamento do membro com tração esquelética externa após uma osteotomia oblíqua do fémur. Utilizou um molde de gesso tradicional que era colocado na perna e cortado ao meio ao nível da osteotomia. A parte proximal do gesso foi fixada a uma estrutura externa estacionária e a parte distal do gesso foi ligada a um pino inserido através do calcâneo. O alongamento foi conseguido através de tração esquelética aplicada à cavilha transcalcaneana e repetida tantas vezes quantas as necessárias para obter o resultado pretendido.

Mais tarde, o procedimento de "extensão contínua" de Codivilla foi modernizado através da modificação da técnica de osteotomia, do protocolo de distração ou do dispositivo de fixação óssea.

Edward Haboush e **Harry Finkelstein, em** 1932, descreveram uma nova técnica de osteotomia. Incisaram o periósteo longe do nível da separação óssea cirúrgica, e o novo osso formou-se mais rapidamente dentro da manga periosteal intacta.

Wassmund, Rosenthal, 1927, realizou o primeiro procedimento de osteodistração mandibular utilizando um aparelho intra-oral de osso dentário que foi gradualmente ativado durante um mês. (Figura 1)

Kazanjian, 1937, efectuou osteodistração mandibular utilizando tração incremental gradual em vez de avanço agudo. Depoïs de realizar osteotomias em forma de L modificadas no corpo, fixou um gancho de arame à sínfise, proporcionando assim uma fixação esquelética direta ao segmento ósseo a distrair. (Figura 2)

David Bosworth, 1938, foi o primeiro a utilizar o termo distração esquelética (óssea) na literatura.

F.G. Allan, 1948, apresentou os seus resultados de procedimentos de alongamento de membros. Efectuou uma osteotomia relativamente não traumática, partindo o osso depois de fazer uma divisão parcial do córtex oposto com um cinzel. A sua estrutura fixou os fragmentos ósseos com fios de Kirschner tensionados em vários planos, proporcionando uma fixação mais estável e produzindo uma distração progressiva controlada a uma taxa de 1,6 mm por dia

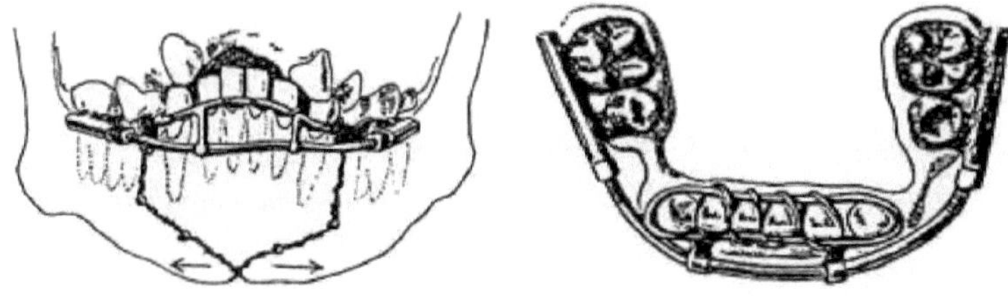

Figura 1

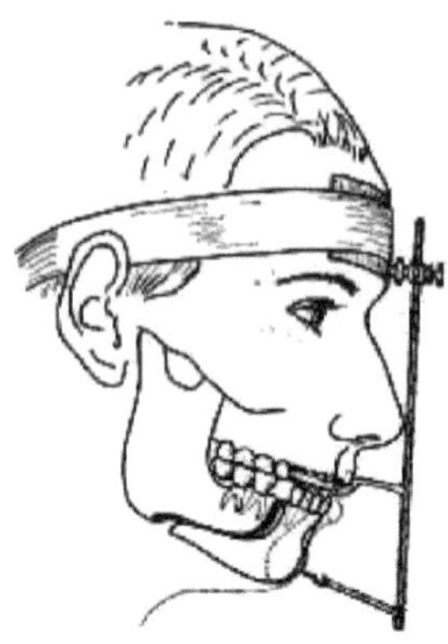

Osteodistracção mandibular

Figura 2

Crawford, 1948, aplicou uma tração incremental gradual ao calo de fratura da mandíbula.

W.V. Anderson, 1952, introduziu um procedimento que utilizava uma divisão subcutânea do osso. A sua técnica de osteotomia incluía a perfuração de orifícios no osso cortical através de uma incisão periosteal muito pequena, seguida de osteoclastia fechada transversal, preservando os tecidos moles circundantes

Burr Ichiro Kawamura modificou ainda mais a técnica de Anderson, dividindo o córtex ósseo apenas após a subcutânea. Elevação circunferencial do periósteo em forma de "tubo" através de uma pequena incisão na pele

O cirurgião russo **Gavril Illizarov**, em 1951, concebeu um novo aparelho para a fixação de ossos. Consistia em dois anéis metálicos unidos por três ou quatro hastes roscadas. Cada segmento ósseo era fixado aos anéis por dois fios finos e tensionados, inseridos no osso em ângulo reto.

Synder et al, com o objetivo de estimular uma deformidade mandibular, ressecaram um segmento ósseo de 15mm unilateralmente da mandíbula de um canino, criando assim uma mordida cruzada. Dez semanas depois, a mandíbula curada e encurtada foi osteotomizada e foi colocado um aparelho de distração extra-oral (fixador externo de Swansen). Após um período de latência de 7 dias, o aparelho foi ativado 1 mm por dia durante 14 dias, altura em que a oclusão foi restabelecida. Após 6 semanas de fixação, verificou-se o restabelecimento do córtex mandibular e do canal medular ao longo do espaço de distração

Michieli e miotti, 1976, demonstraram a viabilidade do alongamento mandibular utilizando um dispositivo intra-oral e um protocolo de distração semelhante ao de Snyder.

McCarthy et al, 1989, foi o primeiro a realizar a distração mandibular de 1st em humanos. Este estudo foi um marco, ao provar pela primeira vez que o procedimento de distração podia ser realizado em estruturas craniofaciais humanas sem um risco significativo de infeção ou complicação. Posteriormente, na última década, a osteogénese de distração foi realizada com sucesso na mandíbula, maxila, órbitas, arco zigomático, reconstrução condilar e abóbada craniana.

Guerrero, 1987 utilizou o primeiro dispositivo intra-oral para osteodistracção.

Molina e Ortiz - Monasterio 1997 foram os primeiros a utilizar a técnica do dispositivo de osteodistracção mandibular bidirecional.

Chin e Tooth, 1996, foram os primeiros a aplicar a osteogénese de distração alveolar mandibular.

Wangerin, 1997, concebeu o dispositivo intraoral de distração mandibular em titânio.

Diner et al, (1997) desenvolveram dois tipos de dispositivos intra-orais de origem óssea para alongamento mandibular com base na localização anatómica da distração.

Razadolsky et al, (1998) desenvolveram uma série de dispositivos nascidos de dentes e dispositivos híbridos de fixação externa rígida (RED).

Eric Joe lion e C. Shing Huang, 1998 propuseram um novo conceito de distração do ligamento periodontal para provocar uma retração rápida do canino.

Gaggl et al, (1999) utilizaram implantes de distração de titânio para o tratamento de aumento da mandíbula atrófica edêntula.

Manric, 1999 apresentou um dispositivo de titânio de origem óssea com módulos de expansão intercambiáveis denominado (TPD)™ transplanted distraction for maxillary expansion.

Discussão

BASE BIOLÓGICA DA OSTEODISTRACÇÃO

A osteogénese de distração começa com o desenvolvimento de um calo reparador. O calo é colocado sob tensão por estiramento, o que gera novo osso. A osteogénese de distração consiste em três períodos sequenciais:

(1) Latência

(2) Distração

(3) Consolidação.

O período de latência é o período entre a divisão do osso e o início da tração e representa o tempo permitido para a formação do calo.

O período de distração é o tempo em que é aplicada uma tração gradual e é formado novo osso, ou regenerado por distração.

O período de consolidação permite a maturação e a corticalização do regenerado após a interrupção das forças de tração.

(A) Período de latência

A sequência histológica durante o período de latência é semelhante à observada durante a consolidação da fratura e consiste em quatro etapas ou fases:

(1) Inflamação,

(2) Calo mole,

(3) Calo duro,

(4) Remodelação (Brighton, 1997).

1) Fase da Inflamação

Após a separação cirúrgica de um osso em dois segmentos, ocorre uma cascata de acontecimentos. Como resultado da rutura vascular e do extravasamento de sangue das extremidades ósseas danificadas e dos tecidos moles associados, forma-se um hematoma entre e à volta dos segmentos ósseos, que se converte em coágulo, e ocorre necrose óssea nas extremidades dos segmentos da fratura. Há também um crescimento de elementos vasoformativos e capilares para a restauração do fornecimento de sangue, e uma enorme quantidade de proliferação celular. O coágulo é então substituído por tecido de granulação que consiste em células inflamatórias, fibroblastos, colagénio e capilares invasores. Esta fase da inflamação dura de 1 a 3 dias, após os quais se inicia a formação de calos.

2) Fase do calo mole

Em três semanas, o tecido de granulação é convertido em tecido fibroso pelos fibroblastos. Durante este período, há um grande aumento da vascularização e do crescimento de capilares no calo da fratura. No quinto dia de fratura, adjacente à linha de fratura, forma-se uma rede minicelular de alças capilares em crescimento no canal medular dos segmentos proximal e distal.

As células osteogénicas menos diferenciadas e de circulação livre estão localizadas no interior dos terminais dos capilares recém-formados. Durante a consolidação normal da fratura, o tecido fibrocartilaginoso do calo mole é transformado pelos osteoblastos num **calo duro** constituído por fibras ósseas. A fase de calo duro dura 3 a 4 meses e é seguida pela fase de **remodelação.**

Página n.º 15: quadro a inserir.

Figura 3.

(B) Período de distração

Durante a osteogénese de distração, o processo normal de consolidação da fratura é interrompido pela aplicação de uma tração gradual ao calo mole, sendo criado um microambiente dinâmico que estimula a formação de novos tecidos numa direção paralela ao vetor de tração.

A tensão mecânica é um dos factores básicos da morfogénese durante o crescimento e desenvolvimento naturais.

À medida que a distração começa, o tecido fibroso do calo mole e as células fusiformes semelhantes a fibroblastos localizadas entre as fibras de colagénio orientam-se longitudinalmente ao longo do eixo de distração, e estas células formam fibrilas de colagénio que se agrupam em fibras nas extremidades distal e proximal dos tecidos interfragmentários

Entre o terceiro e o sétimo dia de distração, os capilares crescem nos tecidos fibrosos, estendendo a rede vascular em direção ao centro da fenda e aos canais medulares de ambos os segmentos ósseos adjacentes. As alças capilares recém-formadas são paralelas umas às outras e ao eixo de distração. Os vasos recém-formados do regenerado por distração têm um percurso em espiral e dobras circulares que sugerem taxas de crescimento mais elevadas do que as da distração. Os capilares invadem os tecidos fibrosos e fornecem-lhes células menos diferenciadas que se diferenciam em fibroblastos. Condroblastos ou Osteoblastos.

Durante a segunda semana de distração, os osteões primários formam o osteoide - produzindo osteoblastos. A osteogénese é iniciada nas paredes ósseas existentes e progride em direção ao centro do espaço de distração e o osteoide começa a mineralizar no final da segunda semana.

O regenerado de distração consiste numa interzona fibrosa radiolúcida, pouco mineralizada, no meio da fenda de distração, onde as tensões são máximas e é constituída por fibroblastos e células mesenquimatosas indiferenciadas, sendo o centro de proliferação de fibroblastos e de formação de tecido fibroso. Na periferia desta interzona fibrosa, existem duas zonas de osteões primários, cobertas por uma camada de osteoblastos que crescem em direção uma à outra.

Estas áreas funcionam como "zonas de crescimento" do regenerado de distração, proporcionando uma osteogénese ativa durante todo o período de alongamento. O alongamento do regenerado depende do crescimento dos osteões primários, cujo comprimento aumenta rapidamente, especialmente durante as primeiras fases da distração

(C) Período de fixação

Após o fim da distração, a interzona fibrosa ossifica e uma zona distinta de osso tecido preenche completamente o espaço. O regenerado de distração forma-se predominantemente através de ossificação intramembranosa e observam-se ilhas isoladas de cartilagem em áreas do regenerado de distração. À medida que o regenerado amadurece, a zona de osteões primários diminui significativamente e, mais tarde, é completamente reabsorvida.

Distração óssea intramembranosa

A primeira evidência de regeneração óssea é normalmente observada no final do período de distração. A regeneração óssea está orientada ao longo da direção da distração e dividida em três partes: duas áreas com densidade aumentada adjacentes aos segmentos de osso residual e uma zona radiolúcida central.

Histologicamente, o espaço entre os segmentos ósseos distraídos é primeiro ocupado por tecido fibroso. As fibras de colagénio ligam ambas as superfícies ósseas residuais. À medida que a distração prossegue, o tecido fibroso fica orientado longitudinalmente na direção da distração. A formação óssea inicial avança ao longo dos tecidos fibrosos. Esta formação óssea começa nas superfícies dos ossos existentes e progride em direção à interzona fibrosa. As colunas trabeculares recém-formadas têm origem em ambas as paredes ósseas residuais e progridem em direção ao centro do regenerado de distração, que é remodelado para osso maduro.

HISTOGÉNESE DA DISTRACÇÃO

As forças de distração aplicadas ao osso também criam tensão nos tecidos moles circundantes, iniciando uma sequência de alterações adaptativas nestes tecidos denominada histogénese de distração.

Devido às tensões produzidas pela distração gradual, ocorre histogénese ativa em diferentes tecidos, incluindo pele, fáscia, músculo, tendão, cartilagem, vasos sanguíneos e nervos periféricos. Os músculos e os nervos são os principais factores limitantes da osteogénese de distração.

Existem dois mecanismos principais de adaptação ao alongamento gradual:

(1) Neohistogénese e estimulação do crescimento em resultado das tensões, e

(2) Alterações reactivas reversíveis resultantes de um estiramento excessivo, seguidas de alterações degenerativas com possível regeneração

Miogénese por distração

As alterações microscópicas durante a distração dos músculos esqueléticos dependem do grau de alongamento.

Para os primeiros 10% de alongamento, não se encontram alterações patológicas no tecido muscular, e foi acomodado por um empacotamento mais apertado das fibras musculares com um efeito de deslizamento entre elas.

Para 10-20% do alongamento - Não se observam alterações patológicas. Observa-se um aumento da monogénese com formação ativa de miofibrilas e células satélite. A acomodação do músculo ao alongamento faz-se por proliferação celular, verificando-se a adição de novos sarcómeros às células musculares existentes.

Alongamento superior a 20% - tanto o músculo como a fáscia aumentaram de comprimento mais na região da osteotomia do que em todo o músculo. Também foram encontradas alterações histopatológicas do tecido muscular.

INDICAÇÕES DA OSTEOGÉNESE DE DISTRACÇÃO

1. Microssomia craniofacial - unilateral ou bilateral

2. Síndrome de Nalger

3. Síndromes de Treacher Collins

4. Síndrome de Pierre Robin

5. Perturbações do crescimento pós-traumático

6. Desenvolvimento da micrognatia

7. Hipoplasia da face média (síndromes de sinostose craniofacial)

8. Regeneração condilarCorrecção de discrepâncias esqueléticas de Classe II mandíbulas subdesenvolvidas devido a uma causa mais oleosa.

9. Expansão da sínfise mandibular - Síndrome de Brodie

10. Desenvolvimento maxilar em fendas labiopalatinas com anquilose da ATM

11. Não união das fracturas

12. Procedimentos de alongamento de ossos tubulares.

13. Defeitos ósseos.

14. SARPE - expansão rápida do palato assistida cirurgicamente.

15. Retração do canino maxilar

As indicações absolutas para a osteogénese de distração do maxilar através de distração externa incluem

1   pacientes com fissura unilateral ou bilateral com hipoplasia maxilar grave nos planos sagital, vertical e transversal,

2   Pacientes que necessitam de um avanço maxilar superior a 7 a 8 mm,

3   Pacientes com função e morfologia mandibular normais,

4   pacientes com pré-maxilar diminuto e tecidos moles palatinos e faríngeos gravemente cicatrizados,

5   Doentes com obstrução das vias respiratórias e apneia do sono.

6   Criança com uma deficiência moderada a grave na face média.

VANTAGENS

O processo de Osteogénese de distração tem várias vantagens sobre os procedimentos convencionais de cirurgia ortognática no tratamento de deformidades ou discrepâncias maxilo-mandibulares.

1. A duração do internamento e o tempo de operação são drasticamente reduzidos. Pode mesmo ser efectuada em regime de ambulatório.

2. Geralmente, não são necessárias transfusões de sangue durante a colocação ou remoção dos dispositivos.

3. Não há necessidade de enxerto ósseo autógeno.

4. Pode ser aplicado para corrigir deformidades em crianças muito pequenas, a partir

dos 2 anos de idade.

5.	Recidiva mínima na Osteogénese de distração. Isto deve-se ao facto de haver uma distração e alongamento graduais dos tecidos moles (pele, tecidos subcutâneos e músculo) e da matriz funcional que envolve o esqueleto ósseo, juntamente com o alongamento ósseo. O alongamento gradual também permite que a matriz do tecido mole se adapte e, por conseguinte, conduz a resultados extremamente estáveis

6.	A osteotomia inicial é menos invasiva

7.	Diminuição da incompetência velofaríngea

8.	A forma final do osso pode ser determinada mais tarde pela terapia ortodôntica.

DESVANTAGENS E LIMITAÇÕES

1.	A osteogénese de distração não pode ser útil nas displasias devidas a um crescimento excessivo. É uma modalidade de tratamento apenas para problemas de deficiência.

2.	É altamente dependente da adesão do paciente

3.	A utilização de aparelhos extra-orais volumosos não é muito bem aceite do ponto de vista psicossocial.

4.	Podem ocorrer cicatrizes se a abordagem extra-oral não for psicossocialmente bem aceite.

5.	Podem ocorrer cicatrizes se for utilizada uma abordagem extra-oral.

6.	Risco de infeção.

PRINCÍPIOS DA DISTRACÇÃO

Conhecidos como os "efeitos Ilizarov":

(1)	O efeito da tensão-esforço na génese e no crescimento dos tecidos.

(2)	A influência da irrigação sanguínea e da carga na forma dos ossos e das articulações.

O primeiro princípio biológico de Illizarov sugere que a tração gradual sobre o tecido vivo cria uma tensão que pode estimular e manter a regeneração e o crescimento ativo.

O segundo princípio sugere que a forma e a massa dos ossos e das articulações dependem de uma interação entre a carga mecânica e o fornecimento de sangue.

OS VECTORES DA OSTEOGÉNESE DE DISTRACÇÃO:

A relação do ângulo do "vetor" de colocação do distractor e o seu efeito na trajetória da distração e na forma e morfologia mandibular resultante é importante para o planeamento pré-operatório.

As alterações na morfologia da mandíbula e na oclusão durante a distração devem-se aos vectores de força que moldam a mandíbula durante a osteogénese de distração.

1. Biológico

2. Mecânica.

1) Biológico

As forças biológicas têm origem no envelope neuromuscular que envolve a mandíbula e o esqueleto craniofacial, que apresenta um importante sistema de forças ou conjunto de vectores. (Figura 4)

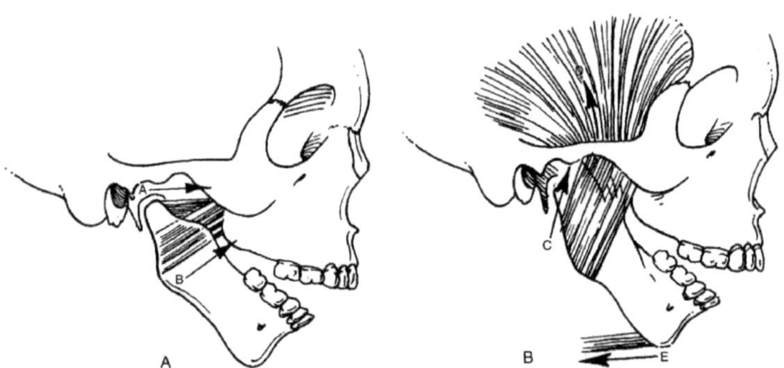

Figura 4. A, direção dos vectores dos músculos pterigóides lateral e medial quando aplicados ao ramo mandibular. B, vetores dos músculos masseter, temporal e supra-hioideo aplicados à mandíbula. Estes vectores, em combinação com as forças geradas pelo dispositivo de distração, moldam o novo osso em regeneração no local da

distração. A = pterigóideo lateral; B = pterigóideo medial; C = masseter; D = temporal; E = supra-hióideo.

2) Vectores mecânicos de distração

As forças mecânicas têm a sua origem:

: Ativação dos dispositivos de distração,

: A sua orientação específica para a anatomia do esqueleto,

: A aplicação de elásticos intramaxilares durante a fase ativa da distração, e

: Intercuspação da dentição.

Os vectores mecânicos podem ser agrupados em três tipos, de acordo com a colocação do dispositivo.

1-vertical

2-horizontal

3-oblíquo.

Estas orientações do dispositivo estão relacionadas com o eixo longo do corpo mandibular (figura 5-a-d).

O dispositivo não é orientado em relação ao bordo posterior do Ramus ou ao bordo inferior da mandíbula, uma vez que a morfologia destes bordos é variável.

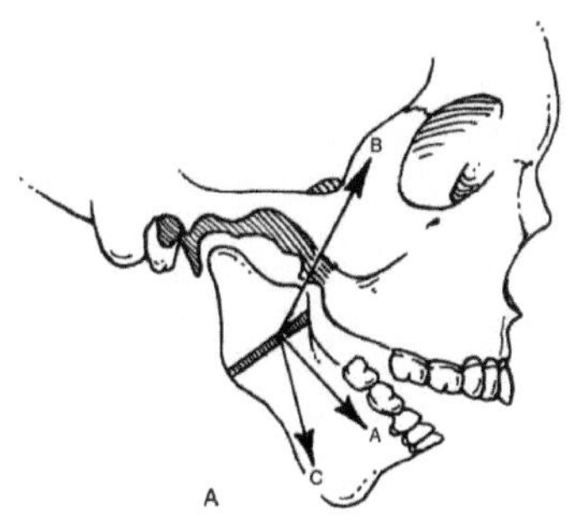

Figura 5. A, Vectores de distração. As setas indicam o eixo longo do aparelho. A = horizontal; B = vertical; C = oblíquo.

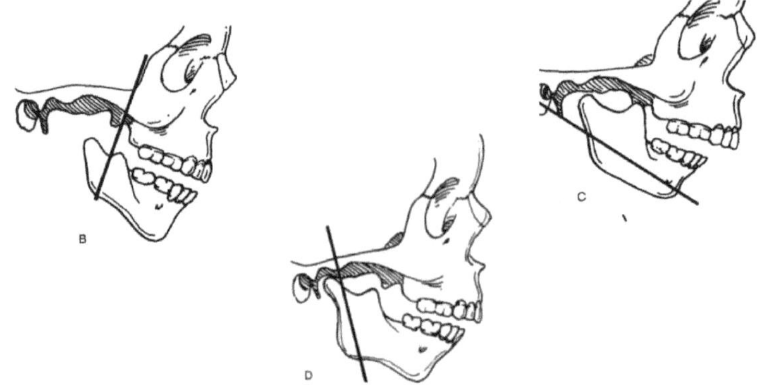

Figura 5*: B-D a linha representa o eixo longo do dispositivo em relação ao eixo longo do corpo mandibular.*

a) Colocação vertical do dispositivo

Se o dispositivo for perpendicular ao longo eixo do corpo mandibular, provoca um aumento da dimensão vertical do ramo mandibular hipoplástico. O alongamento superio-inferior do ramo e a regeneração óssea ao longo do local da osteotomia desenvolveram-se numa mordida aberta posterior.

Nos casos unilaterais, ocorreu um deslocamento da mandíbula com uma rotação e deslocação do ramo e do corpo da mandíbula para o lado contra-lateral.

A ativação do aparelho altera a orientação do aparelho devido ao efeito de moldagem não linear da neuromusculatura sobre o regenerado.

O alongamento vertical bilateral do ramo está associado ao endireitamento anti-horário da sínfise.

Figura (6 a-d)

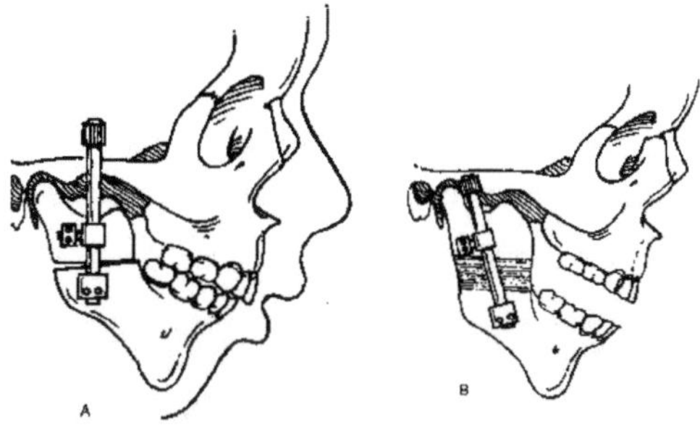

Figura6: A - o dispositivo é colocado verticalmente no ramo mandibular antes da ativação.

B-ativação do dispositivo maxilar resulta no aumento da altura vertical do ramo.

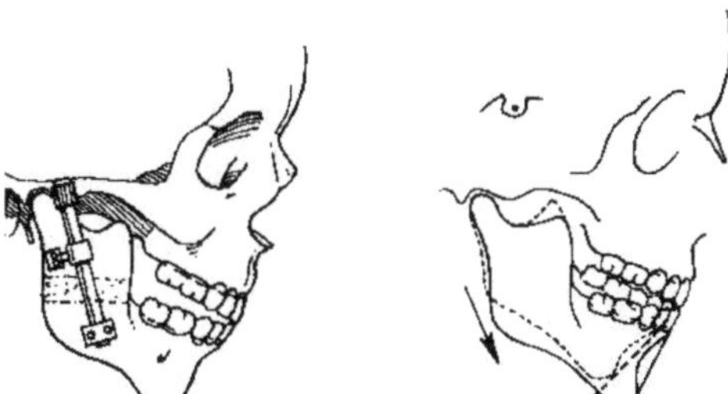

C- à medida que a mandíbula roda automaticamente no sentido contrário ao dos ponteiros do relógio, os incisivos inferiores assumem uma posição mais avançada e uma mordida aberta posterior pode apresentar-se no lado do alongamento.

D- O alongamento vertical bilateral do ramo está associado a uma correção da sínfise em sentido contrário ao dos ponteiros do relógio.

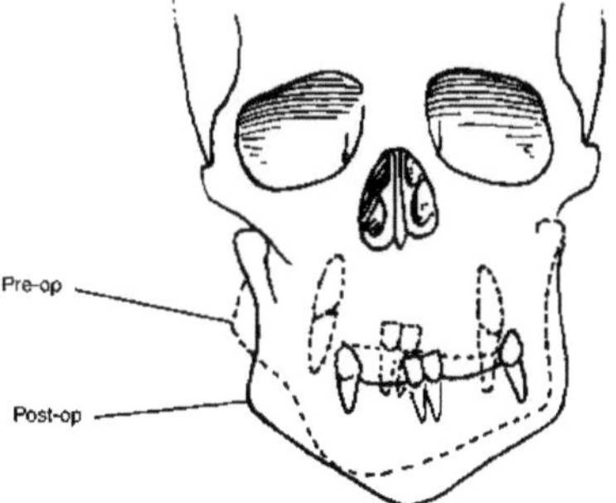

Figura: 7 O alongamento vertical unilateral do ramo está associado a uma correção transversal da posição do queixo e a uma correção em ângulo do plano oclusal

mandibular.

b) *Colocação horizontal do dispositivo:*

A colocação do dispositivo paralelamente ao eixo longo do corpo resulta num aumento da dimensão antero posterior do corpo mandibular com um aumento da projeção sagital da sínfise.

O corpo roda no sentido dos ponteiros do relógio, resultando numa mordida aberta[3] devido à tração da musculatura supra-hióidea.

Houve alongamento horizontal com abertura ou obliteração do ângulo goníaco. O ângulo goníaco pré-distração retorna com o crescimento mandibular. A sobrecorreção do avanço sagital da mandíbula é feita no paciente jovem em crescimento como uma compensação para o potencial de crescimento reduzido da mandíbula deficiente. Com a troca da dentição decídua pela permanente, ocorre o crescimento vertical do processo alveolar dentário, que é responsável pela rotação do corpo mandibular no sentido horário e por alguma perda do avanço sagital obtido com a distração. (figura8abc)

C) *Colocação oblíqua do dispositivo*

O distrator quando colocado obliquamente ao ramo e ao corpo, a neomandíbula resultante manteve a forma mandibular original, com preservação do ângulo goníaco. A regeneração óssea ocorre em duas direcções: vertical e horizontal. Isto aumenta as dimensões verticais e horizontais do ramo e do corpo

Isto também leva à correção do overjet e, se aplicado unilateralmente, por vezes ocorre a correção da linha média mandibular.

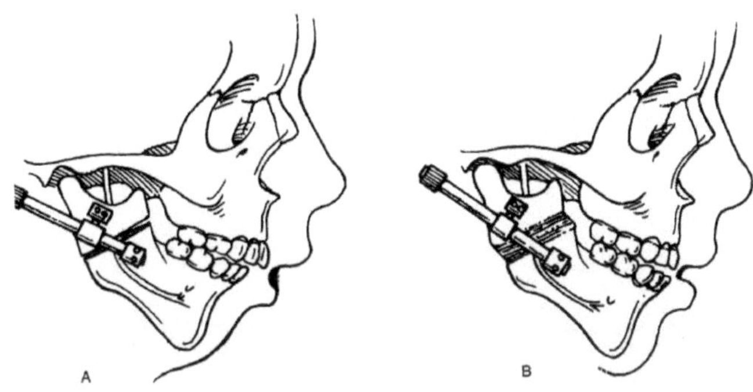

Figura 8: A-B, A colocação horizontal do dispositivo resulta num aumento da dimensão ântero-posterior do corpo mandibular com uma maior projeção sagital da sínfise.

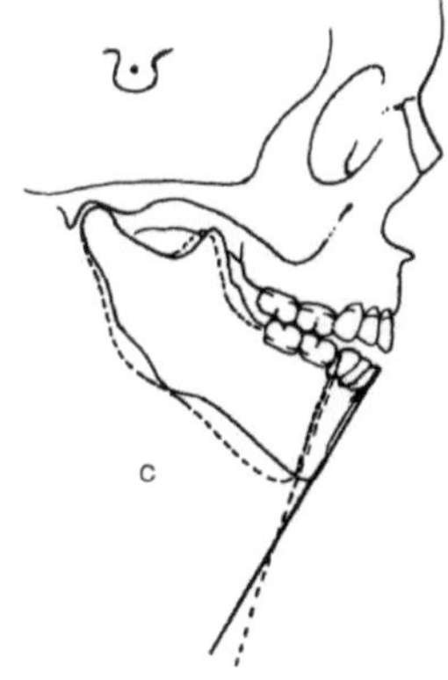

Figura 8. *C, uma tendência na distração horizontal para o corpo rodar no sentido dos ponteiros do relógio, resultando numa mordida aberta. A tração da musculatura supra-hióidea tem papel importante nesse achado. Há uma melhora na patência da via aérea faríngea e na posição da língua, consequente ao avanço sagital da mandíbula*

Os vectores de distração são modificados pela utilização de elásticos intramaxilares durante a fase de distração ativa. Um regenerado é formado pela ativação linear do dispositivo de distração. Eles alteram as relações esqueléticas e dentárias. A resposta oclusal às forças elásticas é secundária à moldagem do regenerado e à remodelação alveolar dentária. Assim, os elásticos intramaxilares podem ser usados para modificar a direção da mudança esquelética e afinar o resultado oclusal da distração.

Os elásticos intramaxilares podem ser usados nas direcções de classe II, III, vertical ou transversal (buco-lingual) durante a fase ativa da distração Elásticos intramaxilares verticais anteriores usados na redução de uma mordida aberta anterior e usados transversalmente para corrigir a mordida cruzada.

A distração elástica e mecânica ativa é seguida de um período de consolidação de 8 semanas. Em alguns casos em que uma mordida aberta foi fechada, podem ser usados elásticos intermaxilares durante o período de consolidação para retenção esquelética e dentária.

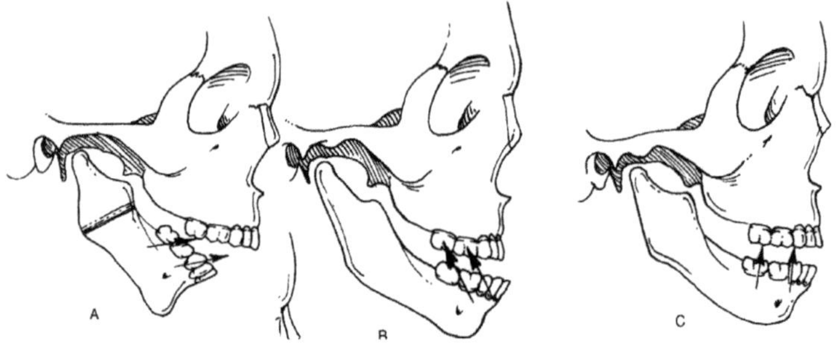

Figura 9: os elásticos intermaxilares são utilizados para modificar a direção da alteração esquelética e afinar o resultado oclusal da distração. Podem ser usados em classe ii (A), classe iii (B) vertical (C) ou transversal bucolingual.

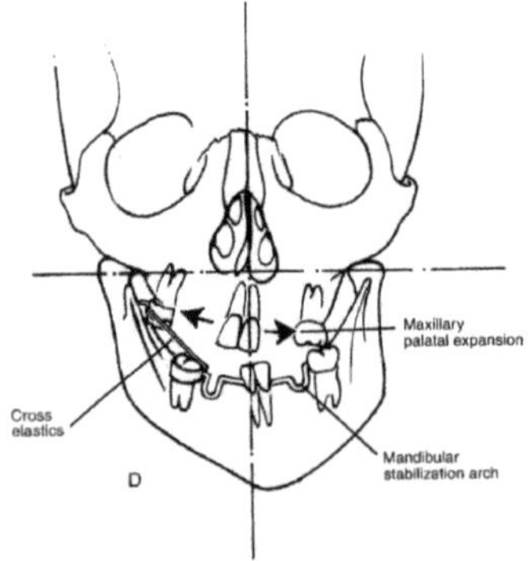

Figura 9D) Direcções durante a fase ativa da distração.

Oclusão

A oclusão sofre alterações rápidas durante a fase ativa da osteogénese de distração mandibular. Os contactos oclusais prematuros resultam em deslocamentos funcionais da mandíbula e ocorre uma avaliação imprecisa da alteração esquelética real. As interferências oclusais afectam a força e a direção da distração, resultando numa alteração esquelética.[5] A equalização das prematuridades oclusais ou a inserção de uma placa de mordida oclusal neutra elimina este efeito nos vectores de distração.

TIPOS DE DISPOSITIVOS DE DISTRACÇÃO

DISPOSITIVOS DE DISTRACÇÃO

As concepções de distractores para a região craniofacial abordam preocupações únicas no que diz respeito à mandíbula, à forma anatómica curva, à presença de dentes e de um feixe neurovascular, à presença de côndilos que se articulam contra osso estável, a uma comunicação potencialmente óssea com qualquer cavidade oral contaminada e, finalmente, a problemas estéticos ou sociais relacionados com a colocação extra-craniana de parafusos ou pinos.

Os dispositivos para osteogénese de distração devem ter as seguintes características:

1) Transferência da força de distração diretamente para o osso

2) Oferecer uma rigidez adequada para que ocorra a consolidação óssea.

Os distractores podem ser classificados como internos ou externos, ou com base na direção da distração ou no local de aplicação.

Dispositivos externos

1) . Unidirecional,

2) . Bi-direcional,

3) . Multiplanar ou tridimensional.

Os Distractores internos ou intra-orais apenas permitem uma distração unidirecional.

Os dispositivos de distração são utilizados para alongar o ramo e o corpo da mandíbula, alargar a mandíbula, aumentar a mandíbula, realizar o transporte ósseo e avançar o terço médio da face.

Os aparelhos exteriores:

São fixadas à mandíbula por pinos percutâneos que estão ligados aos grampos de fixação, que por sua vez estão unidos por uma barra de distração linear (Distractor), de modo a que, quando activada, a barra afaste os grampos e os segmentos ósseos e crie um novo osso entre eles.

Dispositivos de distração mandibular:

1) Distração unidirecional extra-oral

Introduzido pela primeira vez por McCarthy em 1992.

O Distractor é constituído por uma única haste calibrada com duas pinças. Cada braçadeira segura meios-pinos de 2 mm que são colocados em cada lado da osteotomia. Figura 10a, b.

2) Distração bi-direcional extra oral.

Um aparelho bidirecional proporciona um grau de liberdade adicional em relação ao aparelho unidirecional. Quando são realizadas duas osteotomias, a distração pode ser feita com ambos os braços do distractor e a expansão prossegue ao dobro da velocidade do distractor unidirecional. Isto é útil para corrigir deformidades mandibulares graves no espaço tridimensional, o alongamento independente do corpo e do ramo mandibular deve ser combinado com ajustes angulares graduais. Figura 11a, b

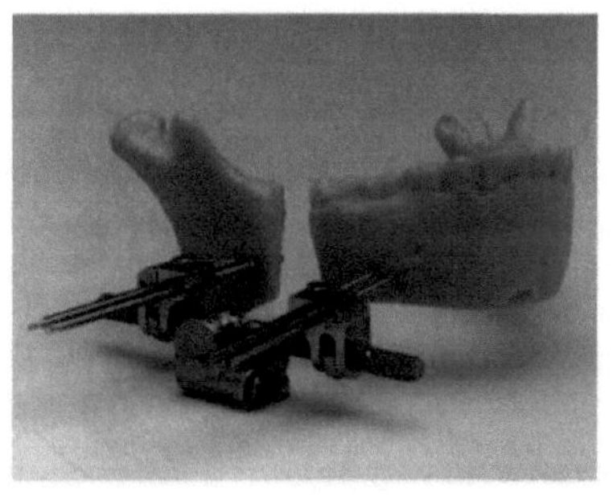 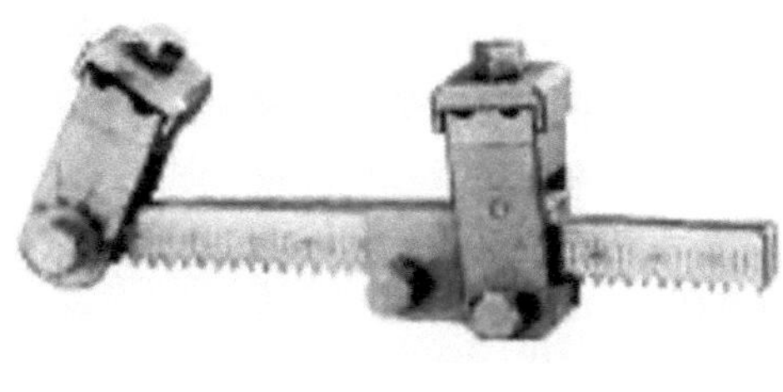

Figure 10.a)   b)

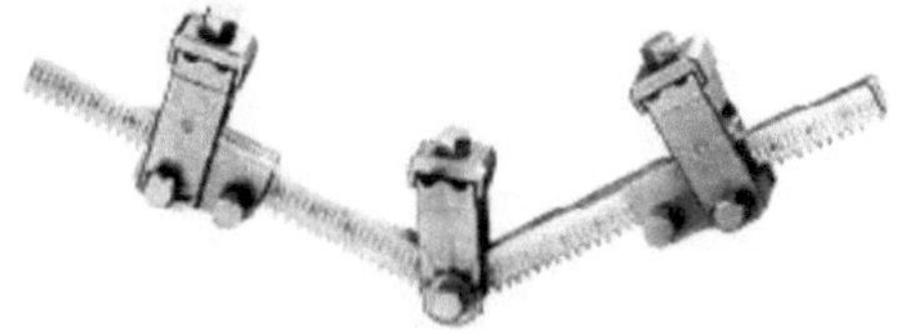

figure 11 a)

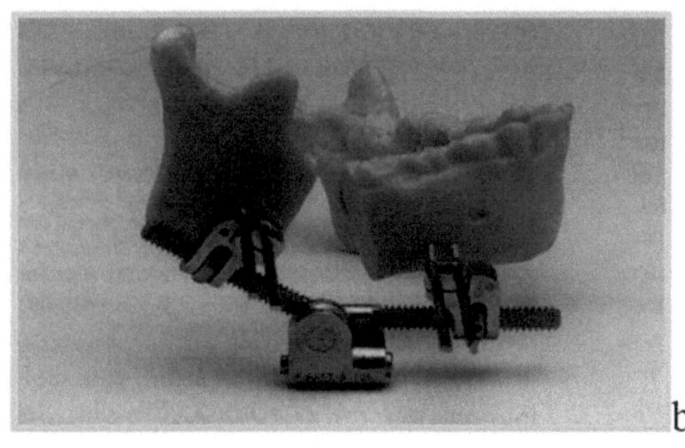
b)

3)   **Distração multidirecional externa**

4)   Este dispositivo de distração mandibular foi desenvolvido em conjunto com o Instituto de Cirurgia Plástica Reconstrutiva do NYU Medical Center e foi concebido para proporcionar ao cirurgião um maior controlo na orientação de mandíbulas deficientes ou deformadas para o desenvolvimento facial natural. Tem a grande vantagem de poder distrair e manipular gradualmente, de forma independente e

simultânea, os ossos faciais em mais do que um plano e permite movimentos transversais. Ambos os braços podem ser alterados em todos os planos, independentemente um do outro, na sua relação com a secção central do aparelho, porque a sua fixação à secção central é efectuada por uma combinação de catraca e junta esférica. figura 12.

Limitações do projeto -. (Howmedica Lei binger, Inc, Rutherford, NJ). Este dispositivo não permite dois locais de distração ou correção bidirecional independente. Estas desvantagens e limitações foram a principal força que impulsionou a evolução do alongamento e alargamento mandibular para o desenvolvimento de dispositivos intra-orais.

. ACE/Distractores bidireccionais e multidireccionais normalizados -KLS-Martin, LP

O Bi-Directional-Distractor, para além de um alongamento dividido em duas direcções, permite ajustar o ângulo entre os dois braços do aparelho. Na sequência de uma osteotomia simples ou dupla, pode ser distraído tanto na vertical como na horizontal.

O Sistema Rígido de Distração Externa (RED) - KLS-Martin

LP o sistema de distração externa rígida (RED) KLS-Martin proporciona os meios para obter resultados previsíveis e consistentes na distração do maxilar e do terço médio da face. Este sistema foi concebido em conjunto com John W. Policy, MD e Alvaro A. Figneroa, DDS, para proporcionar ao cirurgião a capacidade de aplicar forças de distração rígidas controladas, sem necessidade de hardware interno.

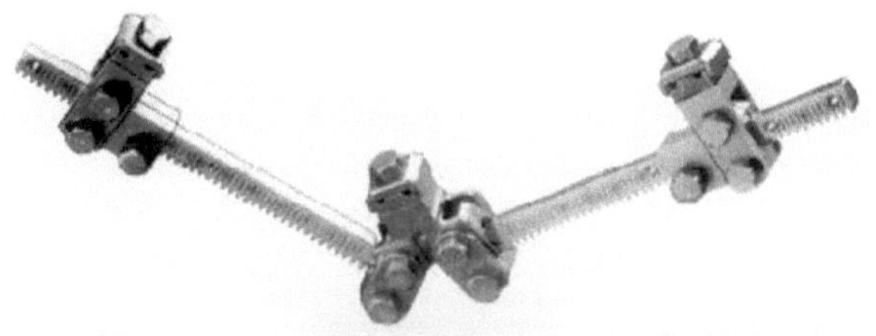

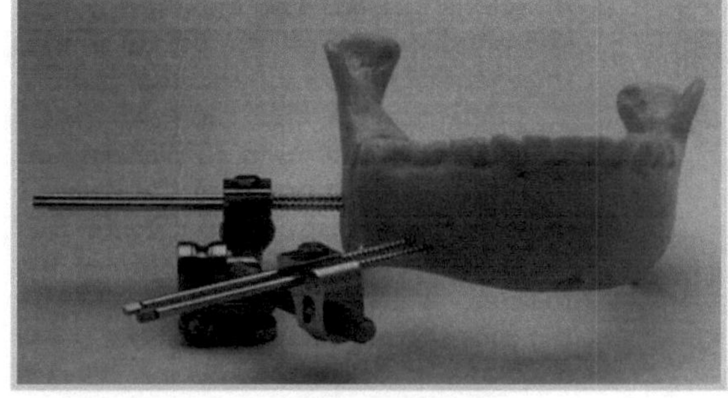

figure12

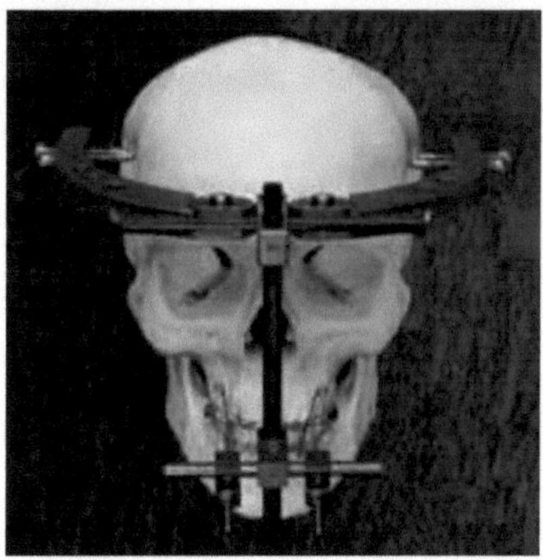

figure 13.

Desvantagens dos dispositivos de distração extra-orais

O aparelho é mais volumoso.

Os doentes enfrentam muitos inconvenientes sociais Há cicatrizes permanentes.

DISTRACÇÃO INTERNA

Os aparelhos **intra-orais** encontram-se inteiramente dentro da cavidade oral.

Podem ser classificados como:

1. Transmitido pelos ossos,

2. Transmitido pelos dentes,

3. Híbrido.

Distração mandibular intra-oral

Guerrero, em 1990, foi o primeiro a relatar os resultados do alargamento mandibular intra-oral em 11 pacientes com deficiências transversais que variavam de 4 a 7 mm. figura 14.

Os dispositivos intra-orais de distração mandibular foram desenvolvidos através da (1) miniaturização de dispositivos externos e

(2) Modificação dos aparelhos de expansão ortodôntica disponíveis.

Em 1994, McCarthy et al. desenvolveram um dispositivo miniaturizado de distração mandibular não guiado por osso (Howmedica Lei binger, Inc.) para colocação intra-oral, que era semelhante ao seu aparelho extra-oral.

O dispositivo consiste em duas pinças fixadas ao osso através de pares de pinos ligados por uma haste de distração telescópica.

Figura 15.

McCarthy, em 1995, introduziu num modelo canino e realizou a primeira distração intra-oral.

A introdução de aparelhos intra-orais melhorou significativamente as técnicas de osteodistracção mandibular.

As principais vantagens incluem:

: O carácter discreto dos dispositivos

: A ausência de cicatrizes faciais.

No entanto, o desenvolvimento de aparelhos intra-orais tem limitações de conceção

:   Principalmente relacionado com o tamanho limitado do dispositivo

:   O acesso restrito da cavidade oral.

Devido a estas limitações, o desenvolvimento de aparelhos de distração intra-orais seguiu abordagens alternativas.

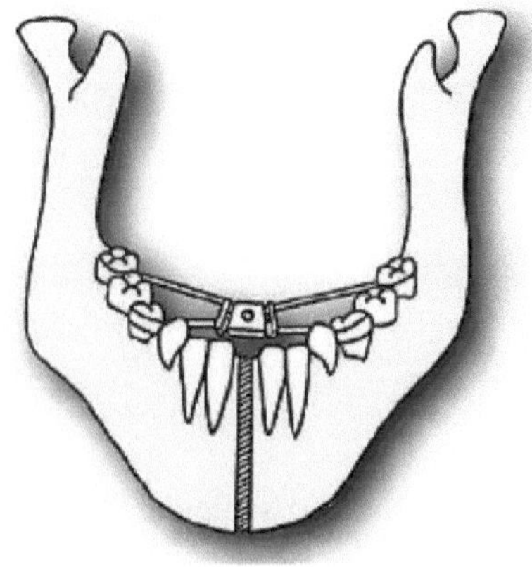

Figura 14

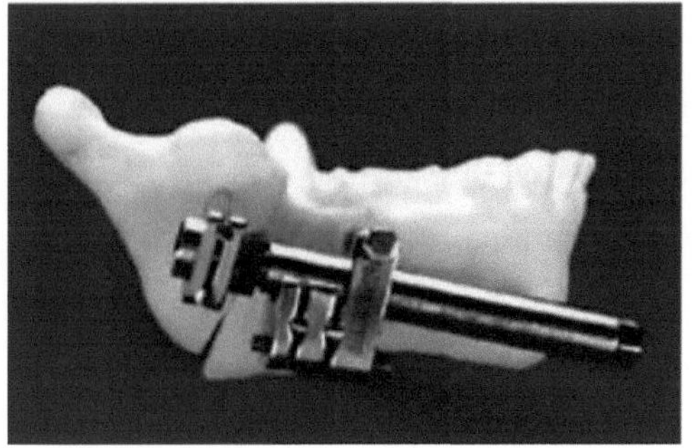

Figura 15.

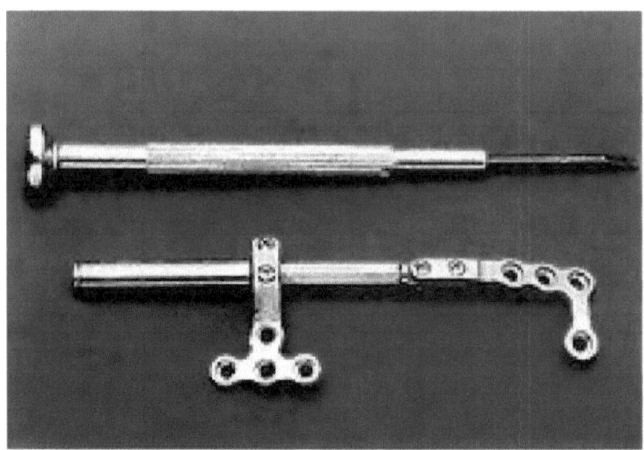

Figura 16

iner et al desenvolveram dois tipos de dispositivos intra-orais osseointegrados para alongamento mandibular com base na localização anatómica da distração - corpo horizontal ou ramo ascendente.

Guerrero et al. apresentaram diferentes dispositivos intra-orais dentários, ósseos e híbridos para alongamento e alargamento mandibular. Os aparelhos podem ser modificados e fixados a bandas ortodônticas ou a pares de braços metálicos mandibulares com extremidades em forma de forquilha. A natureza dobrável do dispositivo permite uma adaptação intra-operatória que minimiza a possibilidade de lesão do nervo mandibular como resultado da colocação do parafuso. O dispositivo pode ser removido após o período de consolidação, cortando os braços metálicos e puxando as extremidades em forma de forquilha do aparelho, deixando os parafusos de fixação no osso.

Razdolsky et al desenvolveram uma série de dispositivos híbridos e suportados pelo dente (ROD) (Oral Osteodistraction. Lp. Buffalo Grove, III) em que o dispositivo pode ser fixado a coroas ou miniplacas de aço inoxidável.

Também conceberam um instrumento de laboratório especial para permitir o fabrico pré-programado do aparelho ao longo de um eixo de distração pré-determinado com base em registos pré-operatórios. Depois de o aparelho ser cimentado nos dentes ou fixado no osso, o dispositivo de distração é removido e é realizada a corticotomia

Block e Brister propuseram a colocação de dispositivos de distração intra-oralmente. Eles estudaram o avanço da maxila com dispositivos de distração dentária em cães, usando os incisivos e caninos superiores para ancorar os dispositivos de distração; no entanto, relataram a ocorrência de movimento dentário significativo, e o movimento esquelético foi de apenas 30% do avanço dentário. Algumas das deficiências do dispositivo de Block podem ser atribuídas ao número insuficiente de dentes ligados ou conectados entre si para ancoragem.

Sistema modular de distração interna (MID):

- Stryker Lei binger

Este sistema foi desenvolvido em conjunto com Steen R. Cohen. MD. Atlanta, GA e destina-se a ser utilizado no tratamento de condições cranianas, médio-faciais ou mandibulares (craniossinostose sindrómica, retrusão médio-facial, microssomia hemifacial e retrognatia mandibular), para as quais a osteotomia reconstrutiva e o avanço do segmento estão indicados. O Dispositivo destina-se a proporcionar uma estabilização temporária e um alongamento gradual dos ossos faciais. .

Tipos de distractores intra-orais de origem óssea:

1 . Horizontal: Construído como um sistema de distração fechado que consiste num cilindro de distração retangular dentro de uma barra de distração. As placas L e T fixadas em ambas as extremidades podem ser adaptadas à superfície óssea. Está disponível como dispositivo de titânio de 20 ou 25 mm para os lados esquerdo e direito.

Indicações -

Distração horizontal em deficiências mandibulares horizontais unilaterais ou bilaterais no esqueleto em crescimento e em adultos, como em a) Apneia obstrutiva do sono em microssomias craniofaciais b) Síndrome de Treacher Collins

c) Sequência de Pierre Robin

2 Horizontal angulado - é semelhante ao distractor horizontal. Neste é fixada uma

placa de rnini angulada na extremidade da barra de distração, necessária para a distração bilateral paralela sem alterar a distância intercondilar. A direção da distração de um lado é o movimento curto para trás da articulação descaída e, do outro lado, o avanço mandibular. É necessária a utilização adicional de um suporte de posicionamento.

Indicações -

a) Mandíbulas malformadas unilaterais com hipoplasia dos tecidos moles - para aumentar a dimensão transversal b) Má oclusão de classe II em adultos

c) Para o avanço gradual em casos de ATM descaída com lesões discais

3.   Vertical: Fabricado a partir de uma única peça de titânio, para evitar as juntas soldadas.

O sistema de distração é fechado e é constituído por um cilindro de distração retangular e uma barra de distração com uma miniplaca em forma de L e T em ambas as extremidades. O cilindro contém uma engrenagem para alterar a direção da distração a 900. O pino de ativação está ligado à engrenagem através de uma junta universal.

Após a dobragem das miniplacas, a fixação do dispositivo pode ser efectuada com parafusos monocorticais de 5 mm e 2 mm. Estão disponíveis dispositivos de 20 ou 25 mm para os lados esquerdo e direito.

Indicações -

a) Casos de deficiência vertical do ramo.

b) Microssomia craniofacial e síndroma de Treacher Collins - tratados durante a infância.

c) Tratamento adjuvante de assimetrias em adultos e em casos de reabsorção condilar progressiva como na necrose avascular unilateral, côndilos mal posicionados após BSSO, etc. Sistema de distração intra-oral Dynaform - Stryker Lei binger Este dispositivo foi desenvolvido em conjunto com Cesar Guerrero. DDS e William Bell, DDS e "foi concebido para alargar a sínfise mandibular e alongar a mandíbula.

Aparelhos de distração ROD - Oral Osteodistraction LP

Os aparelhos ROD são dispositivos intra-orais pré-programados feitos à medida, capazes de proporcionar uma distração tridimensional precisa a pacientes adultos e adolescentes. Todos os aparelhos ROD são montados com um instrumento de laboratório adequado que alinha com precisão os parafusos de expansão de ativação anterior paralelamente entre si e ao vetor de distração.

Distração mandibular intra-oral em titânio

Dispositivos - Medicon Insti umente eG

Os dispositivos de distração mandibular intra-orais em titânio foram concebidos em conjunto com o Prof. Dr. Konrad Wangerin do Hospital Marie de Estugarda, Alemanha. Os dispositivos de distração aplicáveis intra-oralmente permitem, de forma discreta, o alongamento de uma mandíbula com atraso de crescimento no ramo mandibular horizontal e ascendente, uni-lateralmente ou bilateralmente. Figura 16.

Sistema LEAD (Lei binger End osseous Alveolar Distraction) - Stryker Lei binger

O sistemaLEAD é um sistema intra-oral de distração óssea final para corrigir deficiências do rebordo resultantes de traumatismos, defeitos congénitos ou doença periodontal. Este sistema é normalmente utilizado antes da colocação de implantes dentários ósseos finais. Uma vez colocados os componentes do sistema LEAD, a ativação da haste de distração roscada resulta num movimento vertical do segmento da osteotomia - a zona de distração resultante é preenchida com osso natural, de acordo com o conceito de osteogénese de distração. Isto resulta num osso cortical maduro na crista para uma maior estabilidade do implante.

Diagnóstico a acrescentar.

GESTÃO ORTODÔNTICA

A ortodontia tem um papel extremamente importante a desempenhar, desde o diagnóstico e o planeamento do tratamento até ao final do tratamento do doente. A gestão ortodôntica pode ser dividida em 3 fases

1. Ortodontia pré-distração

Isto começa com uma avaliação cuidadosa da dentição e da forma como esta se relaciona com as alterações esqueléticas projectadas. São seleccionados aparelhos ortodônticos e o tratamento iniciado é consistente com os objectivos gerais do plano de tratamento de distração.

Trata-se dos seguintes procedimentos.

a. Supressão da compensação dentária

Os dentes devem ser movidos para posições ideais relativamente ao osso basal, de modo a que uma relação maxilo-mandibular ideal não seja comprometida pelas más relações dentárias existentes.

b. Alinhamento preliminar

Todas as más relações dentárias que possam interferir mecanicamente com o movimento do segmento de suporte dos dentes durante a distração devem ser eliminadas. Por exemplo, incisivos superiores retruídos ou extruídos podem obstruir o avanço mandibular. Se essas interferências não forem eliminadas ortodonticamente, elas podem ser superadas com o uso de aparelhos de plano de mordida ou bloco de mordida.

c. Coordenação das larguras dos arcos

O paciente com retrognatismo mandibular severo também terá uma deficiência maxilar transversal. É apropriado expandir a maxila antes ou durante a distração para acomodar a largura da mandíbula que avança.

d. Fabrico e utilização de aparelhos de estabilização da distração

São utilizados em pacientes que não necessitam de movimento dentário específico antes da distração, que não estão com bandas e brackets ortodônticos completos, em pacientes muito jovens, que têm uma colaboração limitada, que podem ter dentes limitados ou que podem necessitar de uma ancoragem máxima do segmento.

Estes aparelhos facilitam o controlo do vetor durante e após a distração, mantendo as relações mediolaterais da arcada dentária, uma vez que a relação transversal inter-arcos é mantida numa direção vertical e/ou anterior.

Os aparelhos de estabilização da distração são constituídos por um aparelho de expansão maxilar com bandas e um arco de suporte lingual mandibular ligado a 2 bandas de cada lado. Todas as 8 bandas desses aparelhos têm ganchos de bola simetricamente posicionados para vestibular e lingual. Estes permitem o uso de elásticos interarcos para controlar a posição mandibular durante as fases de distração, consolidação e pós consolidação.

e. Ganchos cirúrgicos

Se já estiverem colocados aparelhos com bandas completas para a ortodontia preliminar, depois de terminar o tratamento de pré-distração, são colocados arcos rectangulares passivos e ganchos cirúrgicos para utilização de elásticos intermaxilares durante a fase ativa da distração.

ORTODONTIA DURANTE A DISTRACÇÃO E CONSOLIDAÇÃO

A ortodontia ou ortopedia ativa continua durante as fases de distração ou consolidação e pode incluir a utilização de bandas, brackets, aparelhos de estabilização da distração, aparelhos de expansão maxilar, aparelhos funcionais, etc., para direcionar o segmento portador de dentes para a sua posição pós-distração planeada. Durante a distração, os 4 factores seguintes determinam o resultado oclusal final.

a. Orientação do dispositivo

Vertical, horizontal ou oblíqua, como referido anteriormente. A orientação é efectuada com base no plano oclusal para obter alterações previsíveis. Nos doentes em que a deficiência é bilateral ou simétrica, é necessário colocar o dispositivo de distração numa posição simétrica bilateralmente para evitar resultados assimétricos. Se a deficiência bilateral for assimétrica, os dispositivos devem ser colocados assimetricamente para ajudar a obter resultados oclusais e faciais simétricos no final do tratamento.

b. Tipo de dispositivo

Os dispositivos de distração com capacidades multidireccionais são capazes de alterar o vetor observado à medida que este deriva do vetor planeado. Permitem também que componentes diferenciais do vetor vertical, horizontal ou transversal sejam adicionados ou eliminados à medida que a distração progride. Estas alterações podem fazer parte do plano de tratamento original ou ser introduzidas pelo ortodontista durante a distração para redirecionar o segmento portador do dente.

c. Influência neuromuscular

Os ossos de cada lado do regenerado têm a capacidade de rodar em torno dos pinos de fixação esqueléticos. Este facto permite moldar a forma do regenerado. Assim, mesmo com dispositivos uniplanares, foram observadas alterações tridimensionais devido à tração complexa dos músculos e tecidos moles circundantes.

A matriz funcional possui, portanto, a capacidade de alterar significativamente o vetor de distração planeado e, consequentemente, afetar o resultado do tratamento fixo. O ortodontista deve ter em conta estes factores durante o planeamento do tratamento.

Clinicamente, verifica-se que os doentes submetidos a distração desenvolvem compensações funcionais para as suas oclusões que mudam gradualmente. Frequentemente, estes doentes posicionam a sua mandíbula anterior ou lateralmente para recuperar os contactos oclusais que foram perdidos durante a distração para ajudar na mastigação.

Estas alterações de posição da função representam uma força recorrente que é suscetível de influenciar a trajetória do segmento de suporte do dente. São necessárias medidas ortodônticas ou ortopédicas para compensar estas influências.

Aplicação de influências externas

Isto é aplicado pelo clínico através do ajuste dos dispositivos multiplanos, tal como referido anteriormente, por meios ortopédicos ortodônticos. As grandes alterações dentárias ou esqueléticas podem ser afectadas por meios ortodônticos ou ortopédicos devido ao aumento da resposta metabólica ao insulto cirúrgico ou à manipulação do regenerado. É necessário um acompanhamento muito próximo, com visitas semanais ou quinzenais, para ajustar as forças externas e otimizar os resultados do tratamento.

Hoffmiester sugeriu que o dispositivo deve ser removido após a distração enquanto o regenerado é maleável e deve ser sujeito a forças elásticas para alcançar facilmente a posição descrita. Em seguida, pode ser mobilizado e deixado a consolidar. No entanto, a imobilização durante a consolidação é uma caraterística aceite na consolidação de fracturas para evitar a união fibrosa e, por isso, a intervenção ortodôntica deve ser feita sem comprometer a imobilização.

A tração elástica interarcos, como os elásticos de Classe II e de Classe III, pode ser aplicada durante a distração para ajudar na correção da má oclusão ou para contrariar a má oclusão que pode estar a desenvolver-se devido a correcções excessivas durante a distração.

Nos casos de um problema mandibular unilateral, como a microssomia hemifacial, é feita uma distração unilateral para corrigir o comprimento ramal e a inclinação do plano oclusal mandibular. Isto resulta na criação de mordida aberta posterior no lado distraído. O paciente, para restaurar os contactos oclusais, desloca a mandíbula para o lado não afetado, o que leva à mordida cruzada vestibular no lado afetado e à mordida cruzada no lado não afetado. Também evita a formação de mordida aberta posterior, que é necessária para corrigir a inclinação do plano oclusal. Não é necessário evitar isto com a utilização de elásticos inter-arcos durante a distração.

A mordida aberta anterior criada durante o avanço bilateral do corpo mandibular pode ser prevenida e corrigida utilizando elásticos verticais anteriores. A correção é conseguida através da rotação do esqueleto no sentido contrário ao dos ponteiros do relógio e da protrusão dentoalveolar.

A equilibração de pré-maturos e a inserção de uma placa de mordida podem ser feitas para neutralizar a interferência durante a distração.

O dispositivo é mantido no local durante todo o período de consolidação e removido após 8 semanas ou mais a partir do fim da distração, quando houver evidência radiográfica de contorno cortical ou mineralização do regenerado.

ORTODONTIA APÓS DISTRACÇÃO E CONSOLIDAÇÃO

Após a consolidação e remoção do aparelho, a ortodontia visa atingir os objectivos originais do tratamento. Na distração bilateral para corrigir discrepâncias sagitais em pacientes individuais em crescimento, a sobrecorrecção com a criação de uma mordida cruzada anterior é um objetivo de tratamento temporário. É efectuada a orientação da erupção e o alinhamento dentário sobre o osso basal.

Se o paciente necessitar de mais distração ou cirurgia após o crescimento, o tratamento ortodôntico nesta altura tem como objetivo preparar a oclusão para os procedimentos futuros. Nos adultos, a correção mínima é feita durante a distração e o acabamento ortodôntico é realizado após a consolidação.

O paciente com distração unilateral tem geralmente um plano oclusal inclinado. Após a distração vertical do ramo no local afetado, o plano oclusal mandibular é corrigido enquanto o plano oclusal maxilar permanece inclinado, resultando numa mordida aberta posterior no lado afetado. A sua correção envolve a manutenção do plano oclusal mandibular corrigido, enquanto os dentes maxilares afectados e o processo dentoalveolar podem descer para baixo.

Isto pode ser feito através de

a. Um plano de mordida posterior unilateral e a redução de um dente de cada vez permitem a erupção em série da dentição posterior do maxilar.

b. Se o paciente tiver laterognatismo, pode ser utilizado um aparelho funcional com escudos linguais para controlar a posição mandibular e um plano de mordida incorporado no mesmo para a erupção passiva dos posteriores maxilares do lado afetado.

c. A correção ativa do plano oclusal maxilar pode ser feita adicionando tração elástica a estes aparelhos.

Os pacientes com distração unilateral também têm uma tendência para o laterognatismo que cria mordidas cruzadas posteriores. Isto pode ser corrigido por uma combinação de arcos transpalatais, arcos linguais, elásticos cruzados intermaxilares e aparelhos de expansão palatina, conforme necessário.

Assim, o ortodontista tem um papel extremamente importante na obtenção de resultados óptimos com a osteogénese de distração.

Osteogénese de distração do maxilar com distração externa rígida

A deficiência maxilar é comumente observada em pacientes com fendas orofaciais e outras anomalias sindrômicas craniofaciais. Estes doentes apresentam frequentemente hipoplasia maxilar multidimensional com deficiências nos planos sagital, vertical e transversal, e outras anomalias dentárias associadas. A fissura esquelética da maxila e do alvéolo, as fístulas alveolares e palatinas residuais e a cicatrização anormal do palato e da região posterior da faringe estão normalmente associadas a deficiências maxilares em doentes com fissura. A osteogénese de distração permite o tratamento de crianças com hipoplasia maxilar através de uma técnica minimamente invasiva, de baixa morbilidade e com excelentes resultados. O paciente com deficiência maxilar que necessite de intervenção cirúrgica para a sua correção é considerado um potencial candidato à Osteogénese de distração maxilar com distração externa rígida.

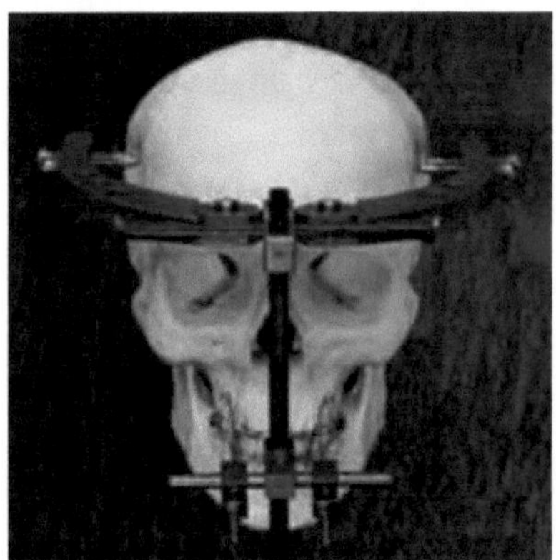

Preparação ortodôntica cirúrgica para pacientes submetidos a distração externa rígida.

Para aplicar a força de distração no maxilar, tem de ser construído um aparelho dentário maxilar que inclui

1. As bandas ortodônticas com tubos de arnês de 0,050 polegadas de diâmetro são colocadas nos primeiros molares permanentes ou nos segundos molares superiores primários em crianças pequenas.

2. É efectuada uma moldagem dentária, as bandas são transferidas da boca para a moldagem e é preparado um molde dentário de trabalho.

3. Dependendo do tamanho da arcada maxilar e da forma da arcada, é utilizada uma de duas abordagens:

Forma de arcada pequena e irregular - é fabricado um dispositivo feito à medida. Os fios labiais e palatinos (calibres 0,050, 0,045 ou 0,040) são dobrados à volta da arcada dentária o mais próximo possível do perímetro exterior e interior da arcada. Os fios são depois soldados às bandas molares. Duas peças rectas de fio ortodôntico rígido e pesado de aço inoxidável (calibre 0,060 ou 0,080) são soldadas perpendicularmente ao fio labial, imediatamente distal aos incisivos laterais ou medialmente às comissuras labiais. O aspeto gengival do fio é cortado curto, e um gancho é dobrado. O aspeto oclusal do fio é deixado longo para que possa ser dobrado sobre e anterior ao lábio superior para conforto e a extremidade externa do fio é dobrada num ilhó, a partir do qual o gancho de tração da tala e o parafuso de distração do dispositivo de distração externo rígido são ligados com um pedaço de fio cirúrgico. Estes ganchos devem ser colocados ao nível do plano palatino ou acima, de modo a que as forças possam passar através ou acima do centro de resistência aproximado da maxila

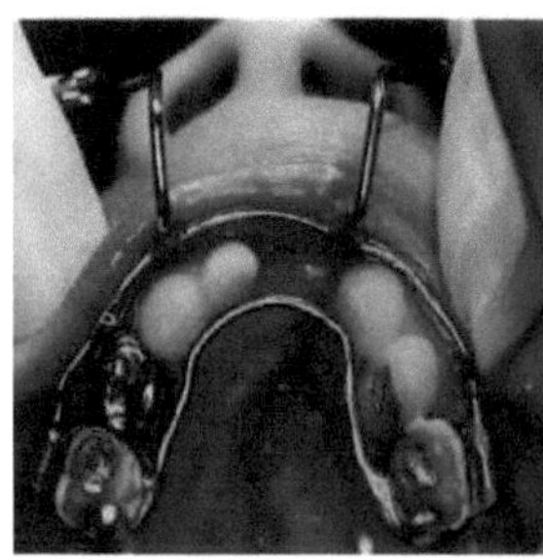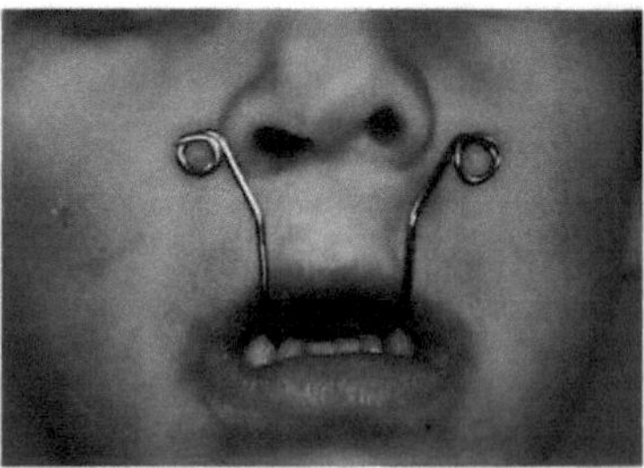

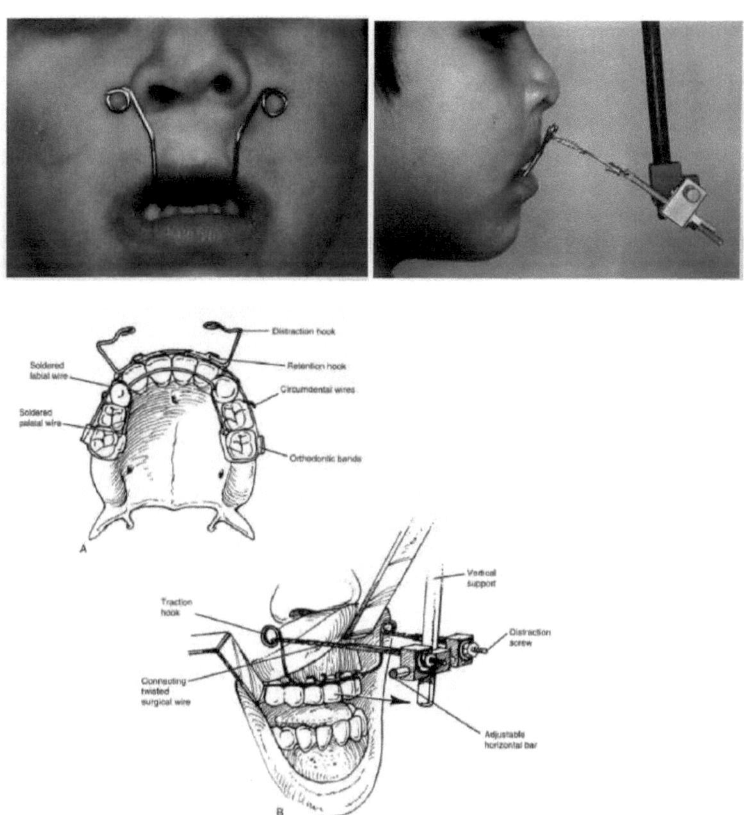

Figura 7: Vista A-palatal da tala intra-oral fabricada à medida.

B-ligação entre a tala intra-oral e o dispositivo de distração externo utilizando fio cirúrgico torcido, calibre25.

Num doente mais velho ou maior, é utilizado um arnês para fabricar a tala intra-oral.

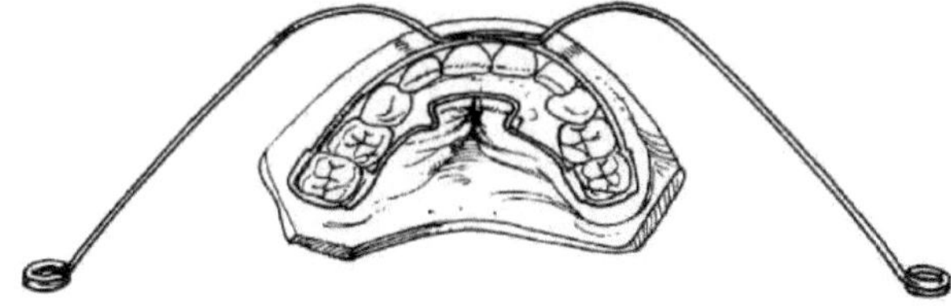

A tala é experimentada no paciente para um ajuste adequado e para dobrar os ganchos de tração externa relativamente ao centro de massa do maxilar osteotomizado. O dispositivo é ajustado e cimentado no dia anterior à cirurgia e é ainda fixado durante a cirurgia com fios circundentais ao maior número de dentes possível. Tornando-o rígido através do qual as forças de distração são transmitidas. Três a sete dias após a cirurgia, a tala é ligada aos parafusos de distração do dispositivo de distração externo rígido e activada a uma taxa de 1 a 2 mm por dia até se atingir a quantidade de distração pretendida

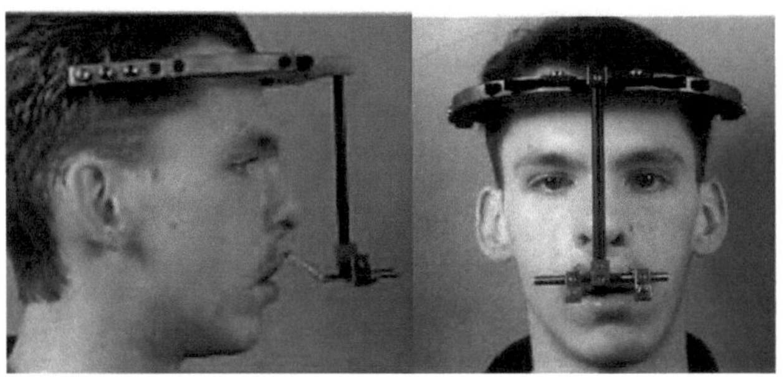

O período de latência é menor nas crianças pequenas. Após a distração ativa estar concluída, o sistema de distração de fixação externa rígida é deixado no local durante 2 a 3 semanas de retenção rígida (consolidação). Após este período, o sistema de distração externo rígido é removido. E o paciente inicia o aspeto removível da contenção, utilizando elásticos (500 a 1000 g) presos aos ganchos gengivais previamente confeccionados e uma máscara ortodôntica.

A expansão ortodôntica convencional e o tratamento ortodôntico com terapia de aparelhos fixos são instituídos após a distração.

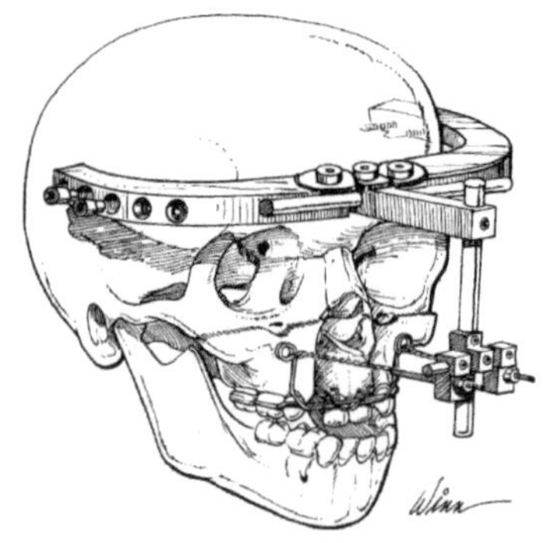

Figura 7: ilustração da colocação do aparelho externo após a osteotomia, com fixação cranial e barras verticais e horizontais ajustáveis ligadas ao aparelho ortodôntico com fio cirúrgico torcido.

A tala intra-oral descrita tem várias vantagens:

1.   É concebido à medida. Isto é imperativo, especialmente em pacientes com fissura, que normalmente apresentam malposições dentárias graves e alterações espaciais dos segmentos da fenda maxilar.

2.   O dispositivo é barato e facilmente construído pelo ortodontista.

3.   É higiénico, confortável e não traumático.

4.   Não interfere com a fala e a alimentação.

5.   5 Se desejar, o médico pode adicionar uma expansão transversal à tala e utilizar o dispositivo para movimentos dentários.

6.   As talas intra-orais activas e de retenção são as mesmas.

7.   Juntamente com o dispositivo de distração externo rígido, a tala intra-oral descrita tem as seguintes vantagens

1. Assegura a adesão do doente.

2.   Permite um controlo e ajuste completos dos movimentos horizontais e verticais durante o processo de distração e assegura movimentos esqueléticos máximos com alterações dentárias mínimas.

Técnica cirúrgica para distração externa rígida da maxila:

1)   É efectuada uma osteotomia LeFort ultra-alta.

2)   A osteotomia transversal é efectuada no alto da abertura piriforme, estendendo-se lateralmente através do maxilar ao nível do feixe neurovascular infraorbitário ou imediatamente abaixo deste. A porção lateral da osteotomia transversal é estendida sobre a proeminência do osso zigomático para permitir o movimento sagital e a projeção da região malar.

deve ser efectuada uma osteotomia óssea completa, que inclui uma osteotomia maxilar transversal e uma disjunção bilateral pterigomaxilar e septal. As forças rítmicas graduais do processo de distração esticam os tecidos moles durante a distração.

Na criança em crescimento, os botões dentários não irrompidos da dentição permanente devem ser protegidos contra danos provocados pelo corte da osteotomia.

Em pacientes de 8 a 10 anos de idade, a porção transversal da osteotomia LeFort I é efectuada a um nível elevado sem danificar os botões dentários não irrompidos.

Aos 5 a 8 anos, a quantidade de osso disponível para realizar a osteotomia transversal do maxilar é mais limitada do que em crianças mais velhas, pelo que são utilizadas lâminas micro-sagitais finas que permitem o controlo da superfície de corte da serra com a ponta dos dedos.

A disjunção pterigomaxilar deve ser efectuada com muito cuidado na criança submetida à osteotomia LeFort I. É utilizada uma técnica bimanual com um pequeno osteótomo pterigomaxilar curvo colocado imediatamente atrás da tuberosidade maxilar.

Em pacientes mais jovens, uma ação do tipo cunha é suficiente para produzir a separação da maxila das placas pterigóides. Em pacientes mais velhos, o uso do martelo sob controlo bidirecional permite que a disjunção pterigomaxilar seja realizada com segurança, sem o rompimento dos botões dentários posteriores.

A disjunção septal é realizada rotineiramente em pacientes com fissuras unilaterais. Nas fissuras bilaterais, é importante mobilizar o segmento pré-maxilar, preservando seu suprimento sanguíneo labial, para que ele possa avançar nos planos sagital e vertical durante o processo de distração. Após o término da osteotomia, a incisão é irrigada e fechada.

COLOCAÇÃO DO DISPOSITIVO RÍGIDO DE DISTRACÇÃO EXTERNA

Após a conclusão da osteotomia, mas antes do despertar do paciente, é colocado o componente halo do dispositivo rígido de distração externa.

O Halo é posicionado e alinhado nas dimensões sagital e transversal e os pinos do couro cabeludo são colocados e apertados digitalmente e, posteriormente, com a utilização de uma chave de fendas. A colocação permanente da barra vertical e transversal do dispositivo de distração externo rígido e a ligação à tala intra-oral com fio cirúrgico torcido é feita 3 a 5 dias após a cirurgia.

OSTEOGÉNESE DE DISTRACÇÃO DE TRANSPORTE

Distração de transporte A osteogénese é a técnica de regeneração do osso e dos tecidos moles num defeito de descontinuidade secundário a uma lesão tumoral ou a um traumatismo.

É feita uma osteotomia a 1,5 cm da extremidade do coto distal de osso adjacente ao defeito de descontinuidade, criando um disco de transporte que é avançado através do defeito de descontinuidade por um dispositivo de distração. É gerado osso novo no espaço entre o disco de transporte e a mandíbula original. Uma capa cartilaginosa fibrosa envolve o bordo de ataque do disco de transporte, que é removido cirurgicamente para estabelecer a continuidade óssea.

É criada uma osteotomia em L invertido, que se estende desde a incisura sigmoide até 1,5 cm acima do bordo inferior, preservando o ângulo da mandíbula. O fixador externo é aplicado e o segmento é avançado superiormente, 0,5 mm duas vezes por dia, até ao contacto com a fossa glenoide. O segmento pode ser avançado ainda mais *(ou seja,* o ramo é avançado inferiormente) para corrigir quaisquer deficiências verticais. O segmento é então mantido em fixação neutra até que um contorno cortical seja visto em radiografias simples, e o distractor é então removido. Os doentes com degeneração condilar, anquilose óssea e perda de altura vertical posterior podem ser tratados para recriar um neocôndilo.

A distração de transporte é feita para

i.   reconstrução mandibular

ii. Reconstrução do neocôndilo.

1) *Reconstrução mandibular*

A osteogénese de distração de transporte é uma forma de distração bifocal em que o disco de transporte é avançado através do defeito de descontinuidade com osso regenerado no espaço de distração. É utilizado um dispositivo de fixação de três pontos ou placas ósseas para estabilizar os bordos do osso adjacente ao defeito de descontinuidade. É utilizada uma abordagem extra-oral através da colocação de uma pequena incisão abaixo do bordo inferior da mandíbula. A corticotomia é feita com um cinzel fino, a porção alveolar da mandíbula é abordada e tem-se o cuidado de não perfurar intra-oralmente, após o que o dispositivo de distração de transporte é então colocado utilizando uma fixação de pinos bicorticais. Os pinos são colocados através de incisões separadas.

Para minimizar a visibilidade e a magnitude das cicatrizes de distração, os pinos são colocados através da pele na parte inferior do pescoço, comprimindo a pele entre os locais dos pinos, bem como levantando a pele superiormente.

O dispositivo é então aplicado aos pinos e o vetor e a trajetória adequados da distração planeada são verificados e, em seguida, o dispositivo é colocado após a conversão da corticotomia em osteotomia.

O dispositivo é ativado para verificar a sua mobilidade.

O dispositivo é desativado para permitir que os bordos dos ossos se toquem e a ferida é fechada por camadas.

Período de latência - Se tiver ocorrido um descolamento excessivo do periósteo durante a osteotomia ou se o fornecimento de sangue estiver comprometido, observa-se um período de latência de 7 a 10 dias.

Em doentes mais jovens - 3 a 5 dias

Normalmente, recomenda-se uma taxa de distração de 1,0 mm. Para tecidos vascularmente comprometidos, recomenda-se uma taxa de 0,5 a 1,0 mm duas vezes por dia (por exemplo, 0,5 mm duas vezes por dia).

Após a recriação do neomandíbula, o dispositivo de distração é mantido em fixação neutra até se observar radio graficamente o contorno cortical do novo osso.

O distractor é removido juntamente com a capa fibrocartilaginosa após consolidação óssea.

Se o doente desenvolver um compromisso tecidular, o processo de distração é interrompido e o disco de transporte é recuado 1,0 a 2,0 mm para permitir que o regenerado colapse 1,0 a 2,0 mm, aliviando o stress tensional do processo de distração e permitindo que os tecidos moles cicatrizem com medidas locais de tratamento de feridas e terapia antibiótica, após o que a distração de transporte é reinstituída a um ritmo mais lento e variado.

A distração bifocal é realizada para reduzir o tempo necessário para cobrir um defeito de descontinuidade, em que são criados dois discos de transporte, um de cada lado do defeito ósseo, com os dois segmentos de transporte a serem avançados um em direção ao outro. É preferível transportar o osso e os tecidos moles associados da região anterior da mandíbula para posterior, para permitir a recriação da gengiva e de um sulco bucal e lingual

Quando dois discos de transporte são avançados, é preferível que se encontrem na região do segundo molar, para permitir uma reconstrução protética adequada.

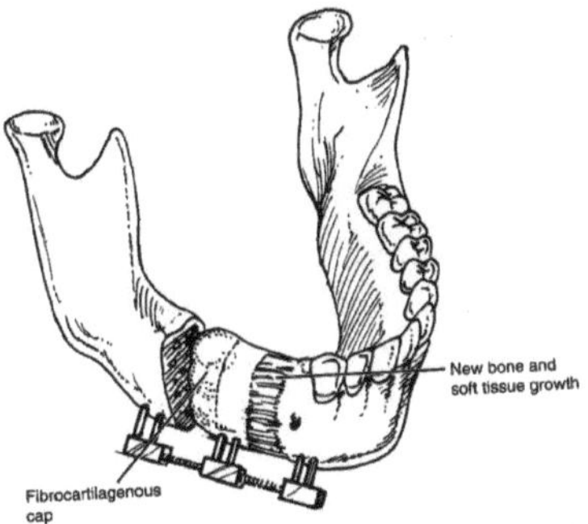

Figura 8: É utilizado um distractor externo com três pontos de fixação para estabilizar as extremidades ósseas e fazer avançar o disco de transporte através do disco de continuidade.

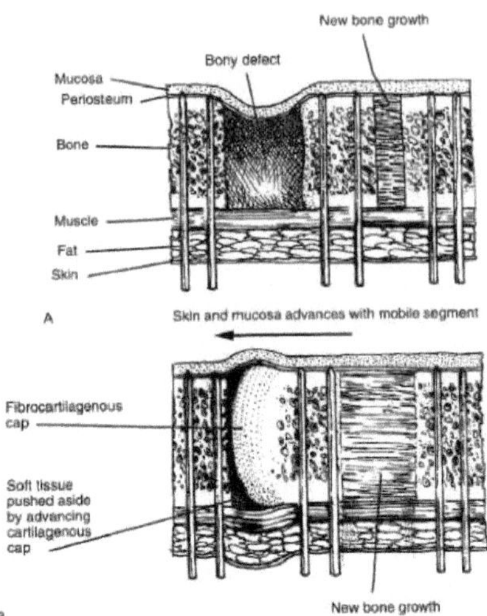

Figura 9: à medida que o disco de transporte avança, o seu bordo de ataque torna-se arredondado e envolvido por uma capa fibrocartilaginosa.

2) Reconstrução de um neocôndilo.

A distração de transporte utiliza um disco de transporte que fica envolvido no seu bordo de ataque por uma capa fibrocartilaginosa. Esta capa não é removida para criar uma pseudo-articulação para criar um neocôndilo.

À medida que o bordo de ataque do disco de transporte é envolvido por uma capa fibrocartilagénica, o doente é submetido a fisioterapia ativa, incluindo exercícios de abertura da boca durante o período de distração e fixação neutra, o que permite a remodelação funcional do disco de transporte para se tornar um neocôndilo.

Após a distração, os doentes são mantidos num programa de terapia ativa e também é usada uma tala plana durante a noite

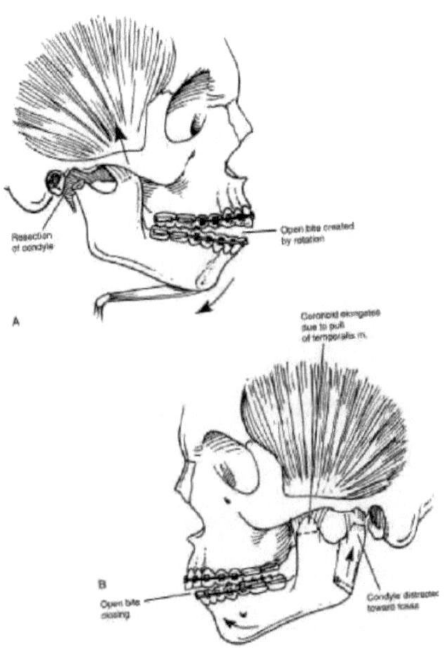

A-   a ressecção do côndilo após a libertação da anquilose óssea cria uma mordida aberta anterior secundária à tração muscular local.

B-isto é contrariado pela tração do temporal, alongando a coroideia.

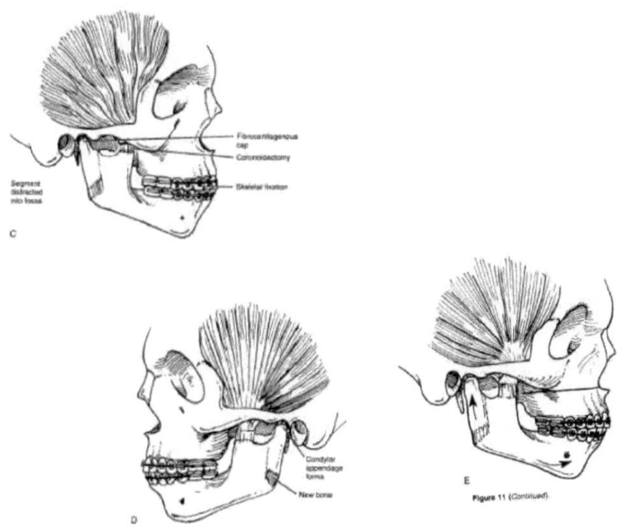

Para equilibrar estas forças, é necessária a realização de uma coronoidectomia no

momento da distração e da cirurgia com recurso a uma fixação esquelética anterior intermitente.

D e E - forças elásticas e fisioterapia ativa o regenerado pode ser moldado.

Em doentes com anquilose óssea, é efectuada uma artroplastia em fenda e não é colocado qualquer retalho de fáscia ou músculo no local da artroplastia em fenda. A neofossa é moldada de acordo com a configuração anatómica. Após um período de latência de 5 dias, o disco de transporte é avançado superiormente até entrar em contacto com a fossa glenoide. Quando é feito o contacto entre o neocôndilo e a fossa glenoide, o doente refere uma sensação de aumento da pressão.

Se a altura vertical posterior for menor, então a distração pode ser continuada, alongando o ramo inferiormente, para corrigir a discrepância da altura vertical porque o neocôndilo neste ponto entra em contacto com a fossa glenoide, a taxa de expansão é diminuída para 0,25 mm aplicada quatro vezes por dia. Se o doente sentir desconforto, diminui-se a taxa de distração, aumentando a frequência da tensão aplicada.

Os doentes com reabsorção condilar bilateral têm côndilos pequenos, ramos curtos, perda do ângulo goníaco e uma mordida aberta anterior que pode ser corrigida por distração de transporte. Uma mordida aberta presente inicialmente pode ser devida à reabsorção condilar, ou criada cirurgicamente à medida que a anquilose bilateral é libertada

A oclusão deve ser controlada por forças ortodônticas aplicadas após a conclusão da fase de distração ativa, durante a consolidação óssea. A combinação de fixação maxilomandibular elástica nocturna com elásticos-guia diurnos também é útil.

Osteogénese de distração para alargamento mandibular .

Existem duas abordagens básicas para a osteogénese de distração para alargar a mandíbula.

1   A abordagem do aparelho de origem dentária.

2   A abordagem do aparelho de fixação óssea.

Cada abordagem tem as suas vantagens e desvantagens relativas e, acima de tudo, as suas indicações.

1.   Abordagem dentária para osteogénese de distração para alargar a mandíbula:

Isto é indicado devido à quantidade diferencial de expansão ao nível do plano oclusal e a sua magnitude de expansão é duas vezes superior à do bordo inferior da mandíbula, o que não só alarga a mandíbula, como também eleva a anatomia posterior osso-dente.

Ortodontia pré-cirúrgica

Pode ser resumido da seguinte forma:

1.   Estabelecer a largura pretendida da dentição maxilar.

2.   Alargar a mandíbula com osteogénese de distração.

3.   Endireitar a dentição inferior.

4.   Efetuar uma cirurgia ortognática adicional, se indicado.

Como a arcada inferior é estreita, os dentes tendem a ficar imbricados. O movimento dentário é conseguido após o alargamento da mandíbula, uma vez que isso aumenta o comprimento da arcada. Antes da cirurgia, é construído e colocado um aparelho de distração labial Hyrax modificado, suportado pelos dentes.

Técnica cirúrgica

A cirurgia é efectuada sob anestesia local com ou sem sedação intravenosa.

É efectuada uma dissecção subperiosteal na linha média até que o bordo inferior da mandíbula seja exposto. Pode ser efectuada uma osteotomia simples da linha média ou um corte ósseo compensado. É efectuada uma corticotomia interdentária entre os dentes incisivos que têm as raízes afastadas.

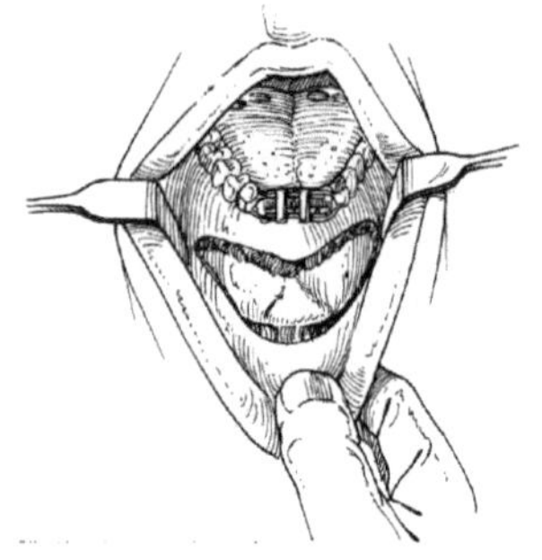

Deslocar o *osso aumentar a interface óssea*

A osteotomia é efectuada através do córtex lingual e do osso alveolar com um osteótomo fino e afiado. É efectuado um encerramento em duas camadas do músculo mental e do mucoperiósteo.

Protocolo

Período de latência - 5 dias após a cirurgia.

Pacientes jovens - 2 dias.

Doentes idosos -7 dias. (Fraco fornecimento vascular ou qualidade óssea ou traumatismo intra-operatório excessivo do periósteo)

Taxa de distração

É aplicada uma força de distração de 1,0 mm por dia.

Crianças- 1,5 a 2,0 mm por dia.

O fator limitador da taxa é o tecido mole sobrejacente e não o osso.

Ritmo

A força deve ser contínua e lenta. Os segmentos podem ser distraídos duas ou três vezes por dia.

Em caso de espasmo muscular ou dor, o ritmo é aumentado para 4-6 vezes por dia.

Ortodontia pós-cirúrgica

Após a retenção da arcada inferior estar concluída, todos os dentes são colados e colocados em banda para iniciar o tratamento ortodôntico ativo. Um arco lingual pesado é colocado para reter a expansão. O movimento ortodôntico ativo dos dentes para o diastema criado pela distração deve ser adiado até que haja evidência radiográfica de osso.

2) Abordagem com fixação óssea

É preferível quando as relações anatómicas mandibulares vestibulares-linguais e dentárias posteriores são normais, uma vez que resulta numa menor inclinação da mandíbula

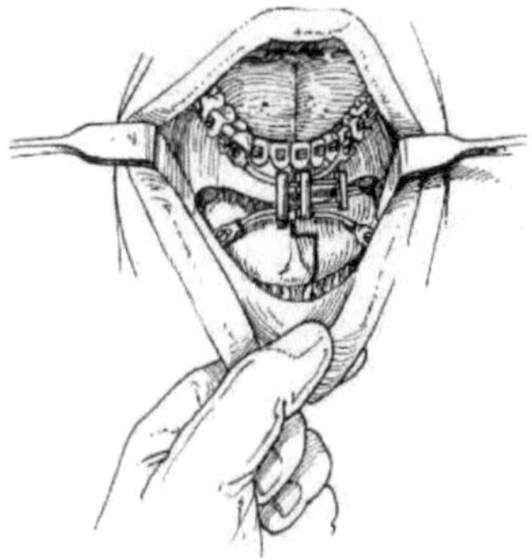

Aparelho de fixação óssea colocado após a osteotomia inicial, mas antes da conclusão da osteotomia.

Ortodontia pré-cirúrgica

A expansão mandibular com cirurgia simultânea do ramo é efectuada juntamente com a da maxila. É preferível efetuar primeiro a expansão da mandíbula e depois a cirurgia do ramo, após a conclusão da ortodontia das arcadas superior e inferior, uma vez que a expansão, que aumenta o comprimento da arcada inferior, permite uma ortodontia pré-cirúrgica adequada da arcada mandibular, que pode ser efectuada sem extracções, apesar de um apinhamento significativo

Técnica cirúrgica

Expor a mandíbula na zona da sínfise e completar a osteotomia (exceto o corte ósseo interdentalmente lingual, que deve ser efectuado em último lugar com um osteótomo fino e afiado), o dispositivo de distração com suporte ósseo é fixado à mandíbula e o osso alveolar lingual é seccionado com um osteótomo.

A incisão é fechada em duas camadas, com encerramento deliberado do músculo mental e da mucosa. É aplicado um penso de fita adesiva em camadas, que é deixado no local durante 2 dias.

Ortodontia pós-cirúrgica

Dois aspectos desta fase do tratamento merecem uma atenção especial:

1. O movimento dentário ortodôntico para a área de osso recém-formado (o diastema) deve ser adiado até que esteja presente osso radiofacticamente demonstrável nesta área.

2. Recomenda-se a retenção deliberada a longo prazo através de um arco lingual ou aparelho semelhante para uma estabilidade óptima e previsível.

Osteogénese de distração para implantes dentários

As deficiências podem ser congénitas, de desenvolvimento ou adquiridas.

As deficiências alveolares adquiridas são as mais comuns e resultam da perda de dentes por doença periodontal ou traumatismo. A atrofia do processo alveolar e da mucosa sobrejacente ocorre após extracções dentárias, após o que se dá o colapso do alojamento alveolar. A substituição de dentes em falta envolve implantes Osseo integrados, para os quais é necessário o estabelecimento de um local recetor de implante adequado para uma terapia de integração Osseo bem sucedida.

A qualidade do local de implantação tem impacto no resultado mecânico e estético a curto prazo e na estabilidade a longo prazo de uma prótese integrada nos tecidos e na saúde dos dentes adjacentes.

As deformidades do processo alveolar que envolvem deficiências no osso e nos tecidos moles podem ser tratadas com distração. A combinação da reconstrução do processo alveolar por osteogénese de distração com implantes integrados Osseo pode ser efectuada para a reabilitação de deformidades do processo alveolar.

Para obter um resultado estável, funcional e estético, a região danificada deve ser objeto de uma reabilitação completa. A reconstrução da deformidade inclui:

(1) Reposição do volume ósseo perdido

(2) Substituição da gengiva perdida

(3) Tratamento dos danos periodontais nos dentes adjacentes (4) substituição dos dentes perdidos.

Os procedimentos de distração alveolar são realizados com anestesia local e sedação intravenosa. Uma incisão vestibular horizontal expõe o osso ao nível da osteotomia horizontal planeada. A gengiva que cobre a crista do rebordo pode ou não ser reflectida. O aparelho de fixação periodontal dos dentes adjacentes não é afetado. Durante o processo de distração, o segmento é transportado sob o controlo de um dispositivo de distração. A energia introduzida através do dispositivo é transmitida ao segmento ósseo, resultando em movimento.

A manutenção de planos anatómicos normais e inalterados durante o processo de distração é um princípio importante da osteogénese de distração.

Realização da osteotomia:

É utilizada uma pequena broca para definir o componente horizontal da osteotomia. O principal local de regeneração óssea situa-se no interior da osteotomia horizontal.

A osteotomia horizontal deve ser posicionada de forma a permitir um segmento de transporte tão grande quanto possível, sem comprometer a integridade estrutural do osso remanescente. A regeneração óssea é mais previsível se a osteotomia horizontal abranger o espaço medular.

Para a osteotomia, são utilizadas uma broca de corte lateral estreita e uma broca de serra sagital ou oscilante em miniatura.

A crista da crista é cortada com a serra de forma cega e pode ser ressecada antes de se iniciar o processo de transporte. A crista da crista deve ser deixada sem exposição durante o processo de distração.

A osteotomia horizontal deve ser suficientemente larga para colocar o instrumento de alavanca na osteotomia no córtex lingual. A cominuição do segmento ósseo durante a mobilização deve ser evitada.

Colocação do dispositivo de distração.

Utilizando uma broca de contra-ângulo de baixa velocidade, um orifício vertical de 2,0 mm é perfurado transmucosalmente através do segmento.

O dispositivo de distração alveolar é composto por três componentes:

(1) Haste roscada

(2) Placa roscada

(3) Placa não roscada

A haste roscada é rodada através da mucosa e do segmento ósseo até que a ponta seja vista na osteotomia horizontal e, em seguida, a placa roscada é encaixada na haste rodando-a. A placa de base encaixa sobre a ponta reduzida da haste de distração.

Figura

Quando a haste roscada é rodada, a placa de transporte desloca-se verticalmente. A haste roscada é colocada através do orifício previamente perfurado e a placa de transporte é colocada através da osteotomia horizontal.

Figura.

A deslocação da placa de base para vestibular ou para lingual direcciona o eixo de distração. Depois de determinada a posição, é utilizado um plugger de amálgama para dobrar as extensões da placa e é fixada com pequenos parafusos ósseos.

Antes de fechar a ferida, verificar se o dispositivo está a funcionar corretamente. Poderá ser necessário deslocar a placa de base. Deve ser observada a resposta da placa de base à pressão de distração. Se o segmento ósseo que fixa a placa de base for pequeno, é provável que ocorra uma fratura devido a pressões de distração elevadas. Colocando uma placa óssea auxiliar ou limitando a taxa de distração, as pressões de distração são reduzidas.

Protocolo de distração

Período de latência - 5 a 7 dias

A haste roscada é rodada uma ou duas vezes por dia.

Fase de fixação - 4 semanas

A haste é removida. O rebordo alveolar é elevado e expandido como resultado da distração.

Consolidar durante um período adicional de 5 a 10 semanas e, em seguida, reentrar para colocar implantes dentários. A distração aumenta o volume de osso alveolar disponível para a colocação de implantes. Durante o procedimento de colocação do implante, a placa de transporte roscada é removida, mas a placa de base é deixada para remoção posterior.

O processo de distração geralmente eleva a crista da crista acima de uma posição anatómica normal.

A posição das cabeças de fixação também estabelece o nível de fixação biológica dos tecidos gengivais ao implante, que também deve corresponder ao nível de fixação periodontal nos dentes adjacentes.

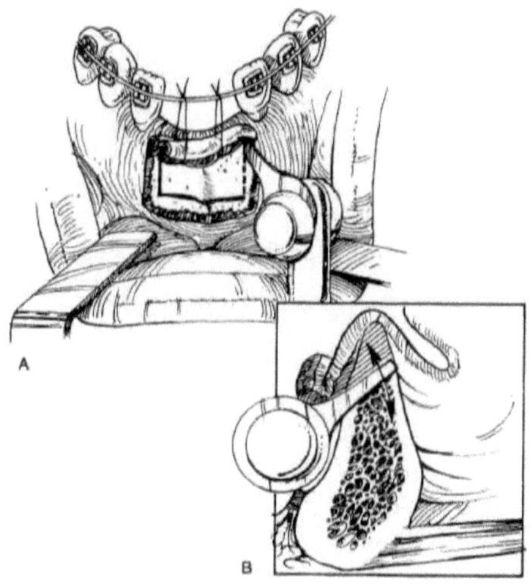

A- As osteotomias verticais são iniciadas com uma broca estreita e competidas com uma serra microsagital.

B - o sagital completa a osteotomia da crista sem refletir a gengiva.

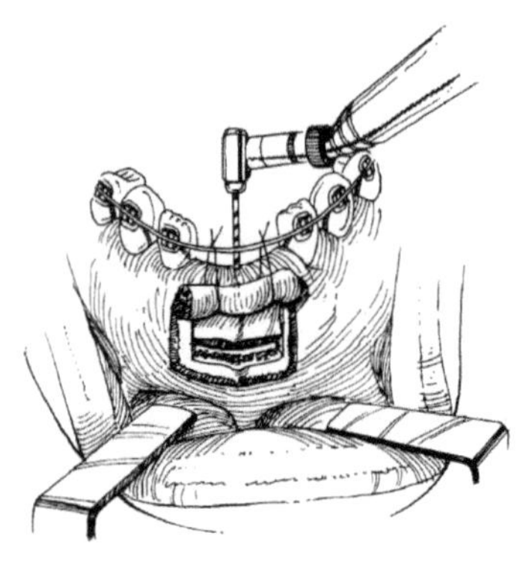

É efectuado um furo vertical no segmento de transporte.

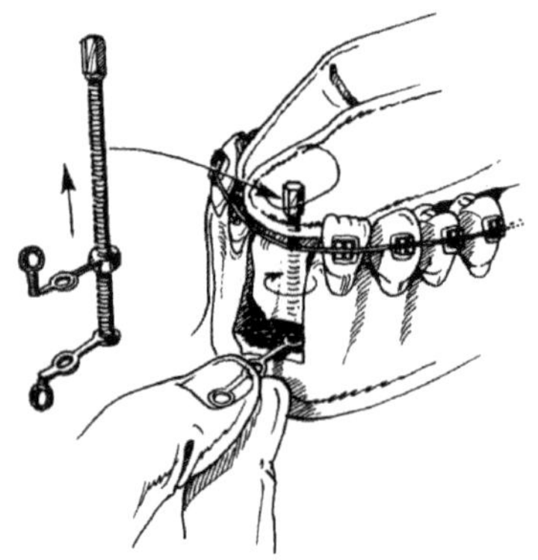

Quando a haste roscada é rodada, a placa de transporte desloca-se verticalmente. A haste roscada é colocada através do orifício previamente perfurado e a placa de transporte é colocada através da osteotomia horizontal.

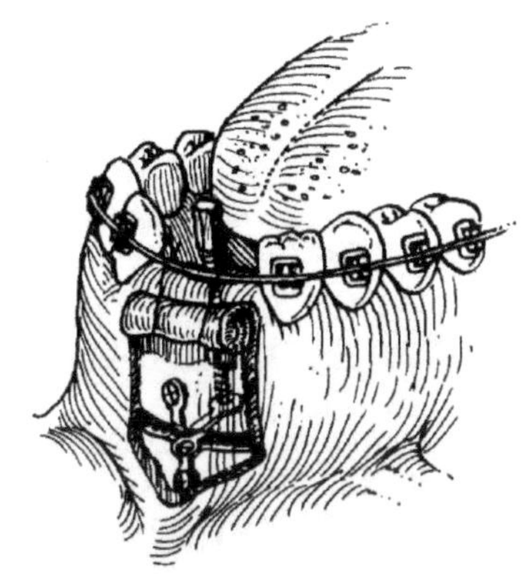

As extensões da placa são dobradas e fixadas com parafusos ósseos.

Osteogénese de distração intra-oral

1) Alongamento mandibular

A osteogénese de distração é indicada quando os procedimentos ortognáticos tradicionais são insuficientes em algumas situações, dando resultados instáveis, tais como

- Avanço mandibular superior a 7 mm

- Problemas pré-operatórios da articulação temporomandibular, particularmente aqueles que envolvem o côndilo

- Problemas de obstrução das vias respiratórias relacionados com hipoplasia mandibular grave. Nas crianças, a solução é dada nas fases mais precoces da sua vida.

- Uma fratura não planeada durante uma osteotomia sagital do ramo

- A osteogénese de distração tem sido utilizada para aumentar a massa óssea e de tecidos moles em pacientes com uma variedade de deformidades craniofaciais, bem como em pacientes ortodônticos com deficiência mandibular de Classe II

A osteodistração utiliza a fixação externa. Para conseguir o alongamento do osso e dos tecidos moles, os pacientes apresentaram uma melhoria acentuada do seu estado oclusal no pós-operatório, com dificuldades respiratórias e de alimentação limitadas, para além de uma melhoria estética dramática.

O dispositivo externo era incómodo para o doente usar. O doente tem de ser submetido a períodos de hospitalização mais longos.

Para contornar as limitações anteriores da osteodistração da mandíbula, foi desenvolvido o dispositivo de osteodistração ROD™, que é totalmente intraoral e completamente suportado pelo dente.

. MÉTODO DE DISTRACÇÃO

A técnica utilizada para a osteogénese de distração na mandíbula hipoplástica compreende quatro fases:

(1) Realização de uma corticotomia,

(2) Um período de distração,

(3) Remodelação do regenerado, seguida de

(4) Estabilização.

É de extrema importância para o ortodontista criar 3-4 mm de espaço interproximal na região em que a corticotomia será realizada. Esse aumento de espaço vai garantir a formação óssea intramembranosa adequada durante a fase de distração e a preservação do espaço do ligamento periodontal em ambos os lados da corticotomia, além de reduzir bastante as chances de as raízes dos dentes adjacentes serem danificadas durante a cirurgia.

A técnica de distração mandibular é realizada da seguinte forma.

1) As coroas de aço inoxidável pré-formadas são colocadas em dentes específicos, normalmente nos segundos molares e primeiros pré-molares, mas também podem ser utilizadas outras combinações de dentes *(por exemplo,* segundos pré-molares e primeiros molares).

2) Obtêm-se impressões de base de borracha e, em seguida, as coroas de aço inoxidável são retiradas da boca, colocadas no material de impressão, em posição, e a impressão é vazada com pedra dentária. É produzido um modelo de trabalho com as coroas de aço inoxidável incorporadas.

3) É utilizada uma ferramenta de paralelização para alinhar os encaixes amovíveis antes de os soldar às coroas de aço inoxidável. O modelo com encaixes amovíveis paralelos é colocado num instrumento de laboratório especial para facilitar a soldagem precisa dos expansores bilateralmente em cada lado vestibular nas três dimensões, conforme determinado a partir de radiografias cefalométricas e panorâmicas, modelos de estudo ou outros materiais de diagnóstico. Os expansores de ativação anterior são orientados de modo a que a expansão prossiga ao longo de um vetor de movimento conhecido e antecipado.

4) Uma vez soldados os expansores, dois fios ortodônticos separados (0,30" ou mais espessos) são soldados às superfícies linguais das coroas do segundo molar inferior e do primeiro pré-molar inferior e adaptados às superfícies oclusais do primeiro molar e do segundo pré-molar inferiores. Os fios adaptados ao primeiro molar mandibular e ao segundo pré-molar serão posteriormente colados aos respectivos dentes na boca.

5) O distractor mandibular é cimentado através de coroas aos segundos molares e primeiros pré-molares. Os fios linguais que anteriormente eram soldados à superfície lingual das coroas dos segundos molares e primeiros pré-molares são agora colados às superfícies oclusais dos primeiros molares e segundos pré-molares inferiores. Dois expansores vestibulares são removidos *através de* acessórios amovíveis, apenas para serem reinseridos na cirurgia e fixados no lugar com fio ortodôntico ou cirúrgico através de orifícios verticais através dos acessórios amovíveis. Os dentes anteriores inferiores são ligados a coroas de aço inoxidável no primeiro pré-molar através de aparelhos (brackets), fio ortodôntico ou através de colagem.

6) A distração, em conjunto com a modelação do regenerado, permite uma correção tridimensional da mandíbula hipoplástica. A distração esquelética multiplanar, seja com um dispositivo extra-oral ou com um aparelho intra-oral, é a técnica que serve para aumentar os tecidos moles e as estruturas neurovasculares, ao mesmo tempo que cria novo osso membranoso no local da deficiência. A técnica de uma osteotomia bicortical vestibular e lingual permitiu-nos colocar o local de distração precisamente no local da hipoplasia óssea, optimizando a correção. A corticotomia intraoral realizada

em conjunto com a distração esquelética parece oferecer vantagens significativas em relação ao tratamento clássico da micrognatia em pacientes com deficiência mandibular de Classe II. Os tecidos moles, bem como o osso, são expandidos para uma configuração normal. É criado osso de um tipo nativo da região, e o procedimento cirúrgico em si é marcadamente menos traumático para o paciente. Não há morbidade no local doador. A oclusão cirúrgica pode ser ajustada com uma precisão de 0,25 mm. As desvantagens relatadas anteriormente, que se centravam nas cicatrizes externas resultantes dos pinos externos durante o processo de expansão e na necessidade de os pacientes usarem um dispositivo externo volumoso durante 8 a 9 semanas, parecem ter sido contornadas pela utilização de corticotomias intra-orais e de um dispositivo de distração completamente intra-oral suportado pelos dentes.

Alargamento e alongamento do maxilar

É efectuada uma incisão horizontal através do mucoperiósteo acima da junção muco-gengival e que se estende desde a região do primeiro pré-molar superior de um lado até ao primeiro pré-molar contra-lateral. O periósteo é elevado e são utilizados retractores adequados para expor o maxilar. É efectuada uma osteotomia horizontal através das paredes laterais direita e esquerda do maxilar, cerca de 5 mm acima dos ápices dos dentes, que se estende desde o aspeto lateral do bordo piriforme até à junção da tuberosidade maxilar e das placas pterigóides. A inclinação da osteotomia desde a tuberosidade maxilar até ao bordo piriforme (superior-inferior, horizontal ou inferior-superior) é essencial e determina a relação vertical final (alongar verticalmente a maxila, sem alteração, ou encurtar verticalmente a maxila). Antes da mobilização completa da maxila parcialmente fracturada para baixo ser conseguida através de pressão para a frente contra as tuberosidades maxilares, é utilizado um osteótomo reto para separar a espinha nasal anterior e um osteótomo de bola bifurcada é malhado posteriormente cerca de 30 mm para separar o septo nasal e o vómer do palato duro. O osteótomo de espátula é manipulado entre os alvéolos dos incisivos centrais para completar a osteotomia. Por fim, é efectuada uma fratura parcial para baixo, separando 5 a 7 mm no rebordo piriforme. A osteotomia vertical é então completada de forma a dividir o palato direito e o palato esquerdo em duas metades.

O distrator é ativado e a maxila é expandida 2 mm para alcançar a separação visual dos segmentos ou qualquer indicação de branqueamento do tecido gengival. Elásticos de Classe III combinados com uma máscara facial anterior[8] podem ser usados quando o avanço da maxila é necessário com a correção transversal.

Alongamento Maxilo-Malar Intra-oral

A deficiência maxilar-malar foi tratada por meio de osteogénese de distração intra-oral.

Sob intubação nasotraqueal geral controlada e hipotensa, o doente é colocado em posição supina e é posicionado um retractor de cirurgia palatina Ding man. Após a injeção de anestesia local para hemostase, é feita uma incisão através da mucosa palatina, desde o primeiro molar de um lado até ao lado contra-lateral, à volta dos pescoços dos dentes. Todo o palato é exposto e é efectuada uma osteotomia palatina em forma de U invertido (tipo ferradura). É colocado um distractor antero-posterior no palato, depois de concluída a osteotomia malar-maxilar completa.

Esta osteotomia é efectuada o mais alto possível no rebordo piriforme, ao nível do nervo infra-orbital. A partir da sutura pterigomaxilar, estende-se a osteotomia superiormente e anteriormente com um osteótomo curvo. A osteotomia atinge o aspeto posterior do zigoma. Uma osteotomia semelhante é efectuada no lado oposto. O retalho anterior é refletido lateralmente, ou é utilizada uma pequena incisão vertical na linha média para separar o septo cartilaginoso do septo ósseo posterior, que é deixado intacto.

Dois cinzéis largos e curvos são colocados atrás da tuberosidade maxilar para deslocar o complexo malar-maxilar. Quando este estiver completamente livre, os distractores são fixados. Um dispositivo de posicionamento anterior palatino é colocado e fixado com quatro parafusos (8 ou 9 mm de comprimento X 2 mm de largura), depois de a mucosa ter sido substituída e suturada. O distractor e os parafusos são fixados transmucosalmente.

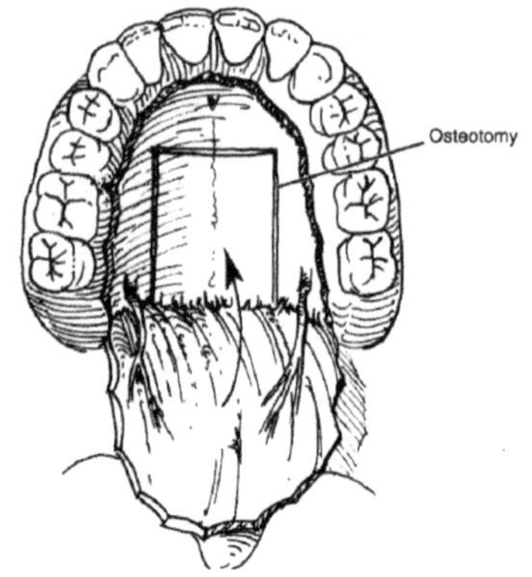

Incisão em forma de ferradura do primeiro molar de um lado para o outro.

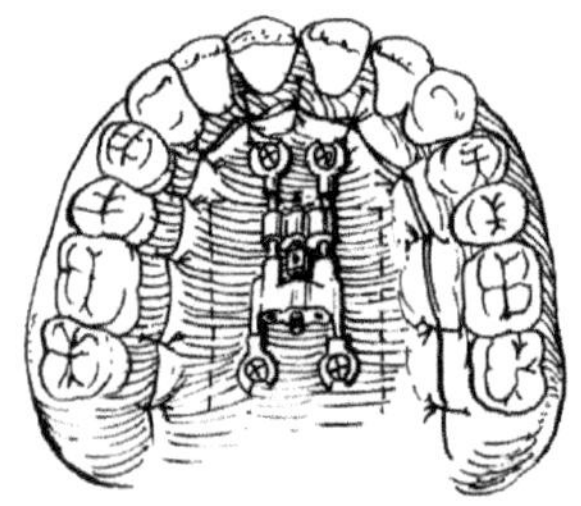

É colocado um distractor ântero-posterior no palato para controlar melhor o movimento da maxila.

É colocado um distractor em cada uma das zonas malares. As forquilhas dos parafusos super posteriores são fixadas com a ajuda de um neuro trocarte através da pele e parafusos bicorticais. Os anéis dos parafusos anteriores são fixados por via oral com parafusos bicorticais (13 mm de comprimento) numa angulação oblíqua para cima para evitar ferir os ápices dos dentes adjacentes. Um conetor flexível é fixado à cabeça do parafuso de ativação para permitir a ativação pós-operatória do distractor através da cavidade oral. Este conetor pode ser puxado e removido assim que a distração desejada for obtida. A localização do distractor é crítica na obtenção da direção correcta do movimento, porque uma variação mínima na colocação pode desviar todo o maxilar verticalmente. Mais uma vez, a direção do distractor dita o vetor de movimento do complexo maxilo-malar.

Uma vez que o distrator malar e o distrator palatino estejam na posição correta, a ativação é realizada da maneira usual (2 mm em cada distrator no momento da cirurgia) para avaliar se a separação óssea foi obtida. O palato é suturado antes da colocação do distrator palatino. O conetor flexível é exposto à cavidade oral para ativação pós-operatória.

Após um período de latência de 7 dias, as distracções são activadas 1 mm uma vez por dia. Duas voltas equivalem a 1 mm.

O distractor é ativado diariamente pelo cirurgião.

O EFEITO DA OSTEOGÉNESE DE DISTRACÇÃO NA ARTICULAÇÃO TEMPOROMANDIBULAR

A articulação temporomandibular é a articulação do côndilo mandibular com a fossa glenoide do osso temporal. A ATM desenvolve-se embrionariamente a partir dos tecidos responsáveis pela formação do ouvido externo e dos músculos da mastigação. A expressão do envolvimento da ATM nas desordens congénitas pode ser ligeira, como se observa em doentes com síndrome de Treacher Collins, sequência de Pierre Robin e desordem de Cruzan. Nestas situações, o côndilo e a fossa glenoide têm uma morfologia ligeiramente alterada. Clinicamente, há restrição do movimento da mandíbula e do complexo disco-côndilo. Por outro lado, a ATM pode estar severamente deslocada, malformada ou totalmente ausente, como observado em pacientes com microssomia hemifacial. Nos doentes em que a região da ATM está afetada, pode haver restrição do complexo disco-côndilo, resultando no desvio do ponto do queixo para o lado afetado. Em casos graves, a articulação envolvida é tão restrita que o movimento mandibular é melhor descrito como um desvio lateral para o lado afetado, com o côndilo contra-lateral a sofrer rotação e translação.

A osteogénese de distração tem sido utilizada com sucesso para corrigir a hipoplasia mandibular e as deformidades congénitas. A aplicação de forças de tração lentas através do espaço de distração produz novo osso. Embora aplicada localmente, a força da Osteogénese de distração pode ser potencialmente distribuída pelos tecidos adjacentes, incluindo o côndilo mandibular. A compressão do côndilo mandibular tem sido associada a efeitos deletérios na articulação da ATM e tem sido implicada como um fator causal na reabsorção idiopática do côndilo após o reposicionamento superior do segmento proximal durante a cirurgia ortognática. Para investigar o efeito da osteogénese de distração no côndilo mandibular, foram realizados um estudo em animais e dois estudos clínicos

DIRECÇÕES FUTURAS

O desenvolvimento futuro da osteodistração para aplicações craniofaciais irá provavelmente estabelecer uma compreensão mais completa da biologia da formação de novo osso sob a influência da tração gradual. As principais tendências podem incluir:

(1) Refinamento dos protocolos de distração

(2) Modificação das técnicas de osteotomia,

(3) Melhoria dos dispositivos de distração,

(4) Melhoria da maturação do regenerado com agentes farmacológicos, tais como factores de crescimento e citocinas, e

(5) Desenvolvimento de novas técnicas para monitorizar a formação e remodelação de regenerados de distração.

As direcções futuras no desenvolvimento de um dispositivo de distração ideal devem avançar para um aparelho intra-oral multidirecional com a capacidade de ajustes lineares e angulares simultâneos. O aparelho pode ser ancorado à mandíbula com materiais bio-resorvíveis, simplificando assim a inserção e remoção do componente de distração do aparelho, mantendo a resistência e rigidez adequadas do aparelho. As unidades de distração motorizadas com ativação e monitorização remotas podem permitir um controlo direcional preciso, bem como a calibração das forças de distração. Isso simplificaria o procedimento de ativação da distração para o paciente ou pacientes. Finalmente, o aparelho deve ser relativamente barato para poder ser utilizado em ambulatório

Mini dispositivos de distração de precisão: Estes serão enterrados sob a pele e ajustados com pequenos parafusos transcutâneos.

O futuro irá certamente produzir novas aplicações da Osteogénese de Distração em casos ortodônticos. O método é uma tecnologia emergente, ainda pouco utilizada pelos cirurgiões-dentistas e ortodontistas, mas que tende a mudar, à medida que seu potencial for melhor compreendido. Já foi aplicado por alguns pioneiros em situações como:

•	Alargamento de uma mandíbula estreita para corresponder a uma maxila larga, através de um alongamento na sínfise mandibular, mesmo na linha média.

•	Alargamento dos maxilares inferior e superior para corrigir o aspeto inestético de arcadas estreitas e apinhadas que mostram escuridão entre os cantos da boca e as superfícies vestibulares das arcadas ("boca de crocodilo").

•	Produzir um sorriso largo e despojado sem extração de dentes.

•	Produzir espaço num quadrante inferior onde a arcada dentária colapsou de forma assimétrica.

•	Mover o queixo e os dentes mandibulares para a face correcta. Linha média num maxilar inferior assimétrico que cresceu menos de um lado do que do outro.

•	Alongamento de uma mandíbula retrognata para corrigir uma má oclusão de Classe II de Angle.

•	Alongamento do maxilar retrognático para corrigir uma má oclusão de Classe 111 de Angle.

•	Avanço da maxila e da mandíbula para aumentar a via aérea num paciente com apneia do sono, aliviando o problema respiratório que o afligia há anos.

•	Avanço de toda a face média de um paciente com uma anomalia de desenvolvimento craniofacial em forma de sela, utilizando distractores enterrados na região zigomática e activando-os através da rotação de cabos remotos que viajam sob a pele até atrás das orelhas.

- Abertura de espaço para um implante para substituir um incisivo lateral superior congenitamente ausente num caso em que o resto da arcada está bem formado e todos os dentes migraram bem para o local do dente em falta.

- Criação de comprimento da arcada anterior para apinhamento severo numa doente que já tinha tido quatro bicúspides removidos pelo seu dentista geral quando era mais nova, numa tentativa infrutífera de resolver o apinhamento em desenvolvimento sem ortodontia.

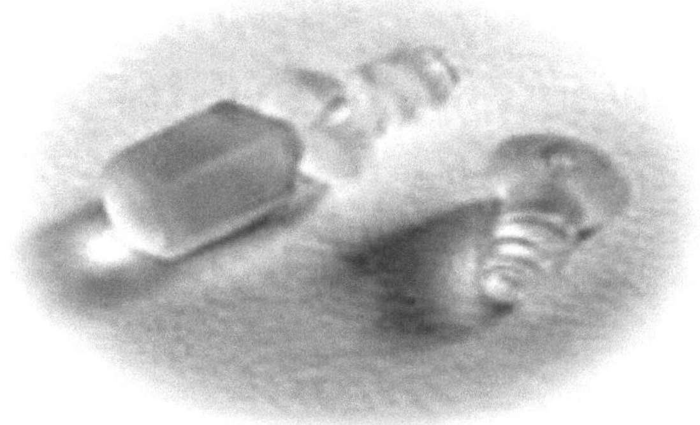

Screws

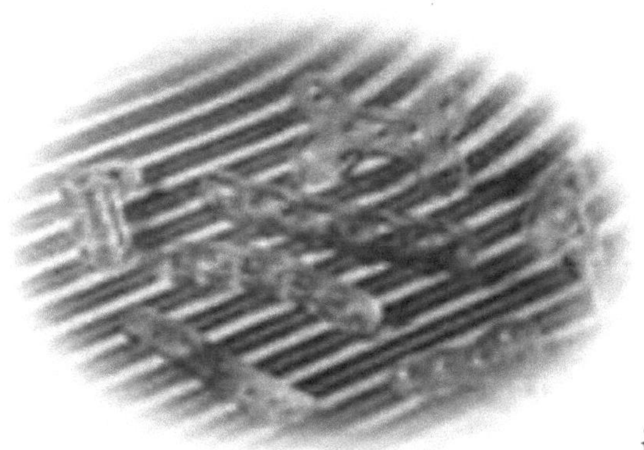

implants.

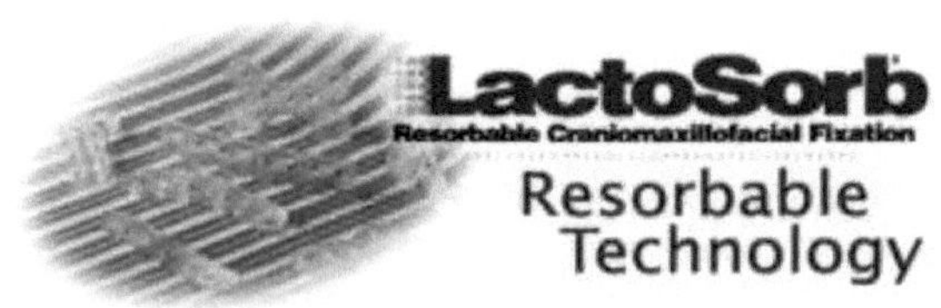

Resorbable
Technology

Conclusão

A Osteogénese de Distração é um processo biológico único de formação de novo osso sob a influência de forças de tração. A divisão óssea de baixa energia com a máxima preservação dos tecidos estrogénicos, a fixação estável dos segmentos ósseos e protocolos de distração adequados são obrigatórios para a aplicação bem sucedida da osteogénese de distração na prática clínica.

A formação de osso novo durante a distração A osteogénese é semelhante à cicatrização de fracturas até ser interrompida por forças de tração. A aplicação de uma tração gradual e progressiva ao calo mole alinha os tecidos interfragmentários em desenvolvimento paralelamente ao eixo de distração.

O stress tensional proporciona um ambiente que mantém o calo mole no centro do espaço de distração, ao mesmo tempo que permite a progressão da cicatrização rotineira da fratura na periferia do regenerado. Assim, a osteogénese de distração representa um continuum de fases individuais que, devido à aplicação de força de tração, ocorrem simultaneamente e não sequencialmente durante a distração, mas separadamente durante a consolidação da fratura. O mecanismo de formação de novo osso durante a distração é semelhante para ossos membranosos e longos.

As forças de distração aplicadas a um osso segmentado geram tensões nos tecidos moles circundantes, estimulando a proliferação e o crescimento celular.

Um alongamento gradual superior a 20% do comprimento inicial pode causar alterações degenerativas irreversíveis nos tecidos moles circundantes.

Embora exista uma descrição detalhada dos aspectos histológicos da Osteogénese de distração, os mecanismos exactos que regulam a formação do osso de distração são ainda desconhecidos.

BIBLIOGRAFIA

1. **Allan FG.** Leg-lengthening. *Br Med J 1953; 1:218-222*

2. **Aaderson WV-** Leg-lengthening *J bone joint surgery 1952;34-b:150*

3. Atlas de cirurgia oral e maxilofacial. *Clínicas da América do Norte. Vol 7 número 1 março 1999.*

4. **Barton JR:** sobre o tratamento da anquilose através da formação de articulações artificiais: in Am med cirurg. *J 1827;3:272-292*

5. **Bell WH, Epker BN:** Expansão ortodôntica cirúrgica da maxila. *Am J orthodont 70:517,1976*

6. **Block** MS, **Daire J, Stover J, Matthews** M. Alterações no nervo alveolar inferior após o alongamento mandibular no cão utilizando osteogénese de distração. *J Oral Max illofac Surg 1993:52:652-60.*

7. **Block e Brister** - utilização da osteogénese de distração para o avanço da maxila - uma investigação preliminar. *J oral maxillofac surg; 52:282, 1994*

8. **Block** MS **et al:** Aumento do rebordo alveolar mandibular em cão utilizando osteogénese de distração. J oral maxillofac ' cirurg 54:309-314, 1996

9. **VF Bosworth DM.** Distração esquelética da tíbia. Surg *Gynec Obstet 1938; 66:912-924.*

10. **Brighton** CT principles of fracture healing, *in: instructional course lectures AAOS ,1984:60-82*

11. **Chin M, Toth BA.** Osteogénese de distração em cirurgia maxilofacial utilizando dispositivos internos: *revisão de cinco casos. J oral max fac surg 54:45, 1996*

12. **Chin M:** alveolar distraction osteogenesis .in diner p (Ed): proceedings of international congress of cranial and facial bone distraction process. Paris, *Moduzzi editore, 1997, pp 51-54*

13. **Codivilla** A. Sobre os meios de alongamento dos membros inferiores, dos músculos e dos tecidos encurtados por deformação. *Am J Orthop Surg 1905; 2:353-*

369.

14. Costantino PD, et al. Regeneração mandibular segmentar por osteogénese de distração. Um estudo experimental. *Arch Otolaryngol Head Neck Surg 1990; 116:535-545.*

15. Davidovitch Z, Finkelson MD, Steigman S, Shanfield **FL,** Montgomery PC, Korostaff E. Correntes eléctricas, remodelação óssea e movimento dentário ortodôntico. I. O efeito das correntes eléctricas nos nucleótidos cíclicos periodontais. *Am J Orthod 1980; 77:14-32.*

16. Davidovitch Z, Finkelson MD, Steigman S, Shanfield **FL, Montgomery PC, Korostaff** E. Correntes eléctricas, remodelação óssea e movimento dentário ortodôntico. II *Aumento da taxa de movimentação dentária e dos níveis de nucleótidos cíclicos periodontais.*

17. Delloye C, Deleforlrie G, Coutelier L, Vincent A. Formação de regenerados ósseos? no osso cortical durante o alongamento por distração. Um "estudo" experimental. *Clin Orthop 1990; 250:32-42.*

18. Diner PA, Kollar EM, **Martinez H, et** ah distração intra-oral para alongamento mandibular: uma inovação técnica. *J Craniomaxilofac cirurg 24:92-95,1996*

19. Ellis E III, Hinton RJ. Exame histológico da ATM após avanço com e sem fixação rígida. *J oral⁵ maxillofac surg 1991: 49:1316-1327.* '

20. Eric Jein Wein Liou. Retração rápida do canino através da distração do ligamento periodontal. am *J orthodont ' dentofacial orthop 1998:114:372-81*

21. Frost HM. A biologia da consolidação de fracturas. Uma visão geral para os clínicos. *Parte I. - Clin Orthop 1989; 48:283-293.*

22. Figuera AA, Policy JW. Discussão *Am J Orthod* j Dentofacial *Orthop 1998; 14:381-2.*

23. **Grayson BH, McCormick SU, Santiago PE, et al.** Vetor de colocação do dispositivo e trajetória da distração mandibular. *J. Craniomaxillofac surg 8:473480, 1997.*

24. **Grayson BH,** e Pedro E.Santiago.planeamento do tratamento e biomecânica da osteogénese de distração numa perspetiva ortodôntica. *Seminars ion orthodontics-vol 5: no 1 march 1999.*

25. **Gurero CA bell WH:** intra oral distraction in McCarthy jg (Ed): distraction of cranio facial skeleton. *Springer, Nova Iorque, 1999, p 219*

26. **Gurero CA bell WH,** Costanti g et al: distração osteogénica maxilar intra oral. *Odontol al dia 11:203--! "": 22, 1995.*

27. **Habal MB.** Formação de osso novo por distração biológica rítmica, *craniofac surg 5:344-347, 1994*

28. **Haboush EJ, Frinkelstein H** leg lengthening with new stabilizing apparatus, *J bone joint surgery 1932, 14:807-821.*

29. **Hoffmeister B, Marks C, Wolf KD.** Distração do calo intra-oral utilizando o conceito de osso flutuante Associação Americana de Fenda Palatina e Craniofacial5 5th

reunião anual, *Baltimore: meados de abril de 1998*

30. **Illizarov GA,** Soybelmam LM. Alguns dados clínicos e experimentais relativos ao alongamento das extremidades · inferiores. *Exp Khir Arrestar 1969; 14:27-.*

31. **Ilizarov GA.** Os princípios do método de Ilizarov. *Bull Hosp Joint Dis Orthop Inst 1988; 48:U11.*

32. **Ilizarov GA.** O efeito da tensão e do stress na génese e no crescimento dos tecidos!" Parte I. A influência da estabilidade da fixação e da preservação dos tecidos moles. *Clin Orthop 1989; 238:249-281.*

33. **Ilizarov GA.** O efeito da tensão-esforço na génese e crescimento dos tecidos. Parte II. A influência da taxa e frequência da distração. *Clin Orthop. 1989; 239:263-*

285.

34. Ilizarov GA. Osteossíntese transóssea. Heidelberg: Springer- *Verlag, 1992, p. 800.*

35. Fseri H, Bzeizi N. Ki§ni§ci R. Retração rápida do canino u; osteogénese de distração dentolaveolar [resumo]. *Eur J Ort 2001; 23:453.*

36. Karp N, Thorne CH, McCarthy JG, Sisson GA. Alongamento ósseo no esqueleto craniofacial. *Ann Plast Surg ' 1990; 24(3):231-237.*

37. Karaharju-Suvanto T, Peltonen J, Kahri A, Karaharju EO. Distração osteoge-np.sk de rh^P rnnndible. Uma experiência? Estudo em ovelhas. *J Oral Maxillofac Surg 1992; 21:118-121.*

38. Kawamura B, Hosono T, Takahashi T. Os princípios e a técnica do alongamento dos membros. *Int Orthop 1981; 5:69-83.*

39. Kinici R, Ijeri H, Tiiz H, Altug A. Osteogénese distractiva dentoalveolar para retração rápida de caninos ortodônticos. *J C Maxillofac Surg 2002:60:389-94.*

40. Krorol J, Owman-Moll P, Lundgren D. Reabsorção radicular relacionada com o tempo após a aplicação de uma força ortodôntica contínua controlada. *Am J Orthod Dentofacial Orthop 1996; 110:303-10.*

41. Leão EJW, Huang CS. Retração rápida do canino através da distração do ligamento periodontal. *Am 3 Orthod Dentofacial Orthop 1998:114:372-81.*

42. Lioii EJW, Figueroa AA, Policy JW. Movimento dentário ortodôntico rápido em osso recém-distraído após osteogénese de distração mandibular num modelo canino. *Am J Orthod Dentofacial Orthop 2000:117:391 -8.*

43. Me earthy JG, Schreiber J, Karp N, et al: Alongamento da mandíbula humana por distração gradual. *Plast reconstr cirurg 89:1-8, 1992*

44. Eu, terroso. JG. Distração do esqueleto craniofacial 1999

45. Micheli S, miotti B. Alongamento do corpo mandibular por distração ortodôntica cirúrgica gradual. *J oral cirurg; 35:187,1977*

46. **Mohl N. A ATM** num livro de texto sobre oclusão. N mahl, G zarab, G Carlson, *J rugh (eds). Chicago: quintessence, 1988.*

47. **Molina F, Ortiz Monasteries** F: Alongamento mandibular e remodelação por distração em relação a osteotomias maiores. Plast reconstr cirurg 96:825, 1995

48. **Murray JH, Fitch RD-** distração Histogénese: princípios e indicações J am orthop surgery - 1996;4:317-327 .

49. **Paterson D.** Leg-lengthening procedures. *Uma   revisão histórica .   Clin Orthop 1990; 250:27-33.*

50. **Pilon JJGM, Kuijpersa- Jagtman AM, Maltha JC.** Magnitude dos fios ortodônticos e taxa de movimentação dentária corporal, um estudo experimental em cães beagle. *Am J Orthod Dentofacial Orthop 1996; 10:16-23.*

51. **Policy J W, Figueroa** AA, **et al:** Tratamento de deficiências maxilares graves na infância e adolescência através de osteogénese de distração com um dispositivo de distração externo, ajustável e rígido. J craniofac cirurg 8, 181-185.

52. **Polley JW, Figueroa** AA: distração externa rígida: a sua aplicação em deformidades maxilares fissuradas. *Plast reconstr surgery 102:1360-1372, 1998*

53. **Postacchini F, Gumina S, Perugia D, De Marino C.** Calo de fratura precoce na diáfise de ossos longos humanos. Clin Orthop. 1995; 310:218-228.

54. **Pruzansky,** S. nem todas as mandíbulas anãs são iguais in: malformation syndromes .ii. Dbegoma (ed) Williams and willkins for the national foundation *March of dimes, birth defects 1969: 2:120-129.*

55. **Razadolsky** Y, Pensler J, **Dessner** S. skeletal distraction for mandibular Ienghtining wiuht a completely intra oral tooth borne distractor.in: advances in craniofacial orthopedics: tissue engineering, regeneration and distraction osterogenesis,craniofacial 4, growth series, ann arbour Michigan. Centro de crescimento e desenvolvimento humano. *Universidade de Michigan.1998:117-40*

56. **Reitan K.** Observações clínicas e histológicas sobre a mento dentário durante e

após o tratamento ortodôntico. *Am J On 1967:53:721-45.*

57. Reitan K. Initial tissue behaviour during apical root. resorption. *Angle Orthod 1974:44:68-82.*

58. Reitan K. Princípios biomecânicos e reacções. Int7 Graber TM, Swain BF, editores. *Princípios e técnicas actuais. Saint Louis: C.V. Mosby; 1985. p. 108-23.*

59. Reitan K. Comportamento dos tecidos durante a movimentação ortodôntica dos dentes. *Am J Orthod 1960:46:881-900.*

60. Rygh P. Eliminação de tecidos periodontais hialinizados associados ao movimento dentário ortodôntico. *Scand J Dent Res 1974 57-73.*

61. Samchukov ML e Alexander MC: Distração; osteogénese e engenharia de tecidos. Vol 34, *série de crescimento craniofacial 1997*

62. Snyder CC, Levine GA , swanso N HM, browne Z alongamento mandibular por distração gradual: um relatório preliminar, *plast reconstr cirurg 51:506,1973*

63. Stucki-McCormick SU° Reconstrução do côndilo mandibular utilizando osteogénese de distração de transporte. *J craniofac cirurg 8:48, 1997*

64. Stucki- McCormick SU, Winick R, Winick A:

Osteogénese de distração para a reconstrução da articulação temporomandibular. *NY State Dent j 3:36, 1998*

65. Vig P, Weintraiib JA, Brown C, Kowalski CJ. Duração do tratamento ortodôntico com e sem extracções. *Am J Or Dentofacial Orthop 1990:97:45-51.*

66. Angerin K, Gropp H. aplicação oral de ilizarovs calo distração da mandíbula - relatos de casos iniciais, int. *J. oral maxillofacial surgery in press.*

67. Williams S. A histomorphometric study of orthodontically induced root resorption (Estudo histomorfométrico da reabsorção radicular induzida ortodonticamente). *Eur J Orthod 1984; 6:3 5-47.*

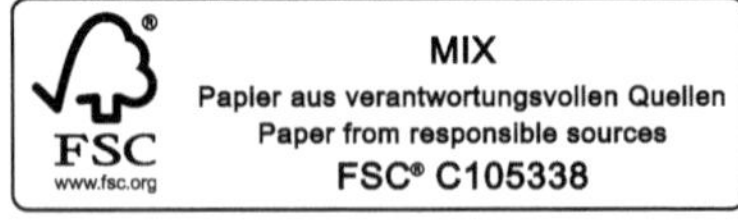

Printed by Books on Demand GmbH, Norderstedt / Germany